中国古医籍整理丛书

伤寒六书纂要辨疑

明·童养学　辑

刘文礼　罗珊珊　校注

中国中医药出版社

·北　京·

图书在版编目（CIP）数据

伤寒六书纂要辨疑/（明）童养学辑；刘文礼，罗珊珊校注．—北京：中国中医药出版社，2015.1（2025.6 重印）
（中国古医籍整理丛书）
ISBN 978－7－5132－2154－2

Ⅰ.①伤… Ⅱ.①童…②刘…③罗… Ⅲ.①《伤寒论》－研究－中国－明代 Ⅳ.①R222.29

中国版本图书馆 CIP 数据核字（2014）第 278800 号

中 国 中 医 药 出 版 社 出 版
北京经济技术开发区科创十三街 31 号院二区 8 号楼
邮政编码 100176
传真 010 64405721
北京盛通印刷股份有限公司印刷
各地新华书店经销
*
开本 710×1000 1/16 印张 9 字数 59 千字
2015 年 1 月第 1 版 2025 年 6 月第 4 次印刷
书 号 ISBN 978－7－5132－2154－2
*
定价 27.00 元
网址 www.cptcm.com

如有印装质量问题请与本社出版部调换

服务热线 010 64405510
购书热线 010 64065415 010 64065413
微信服务号 zgzyycbs
书店网址 csln.net/qksd/
官方微博 http://e.weibo.com/cptcm
淘宝天猫网址 http://zgzyycbs.tmall.com

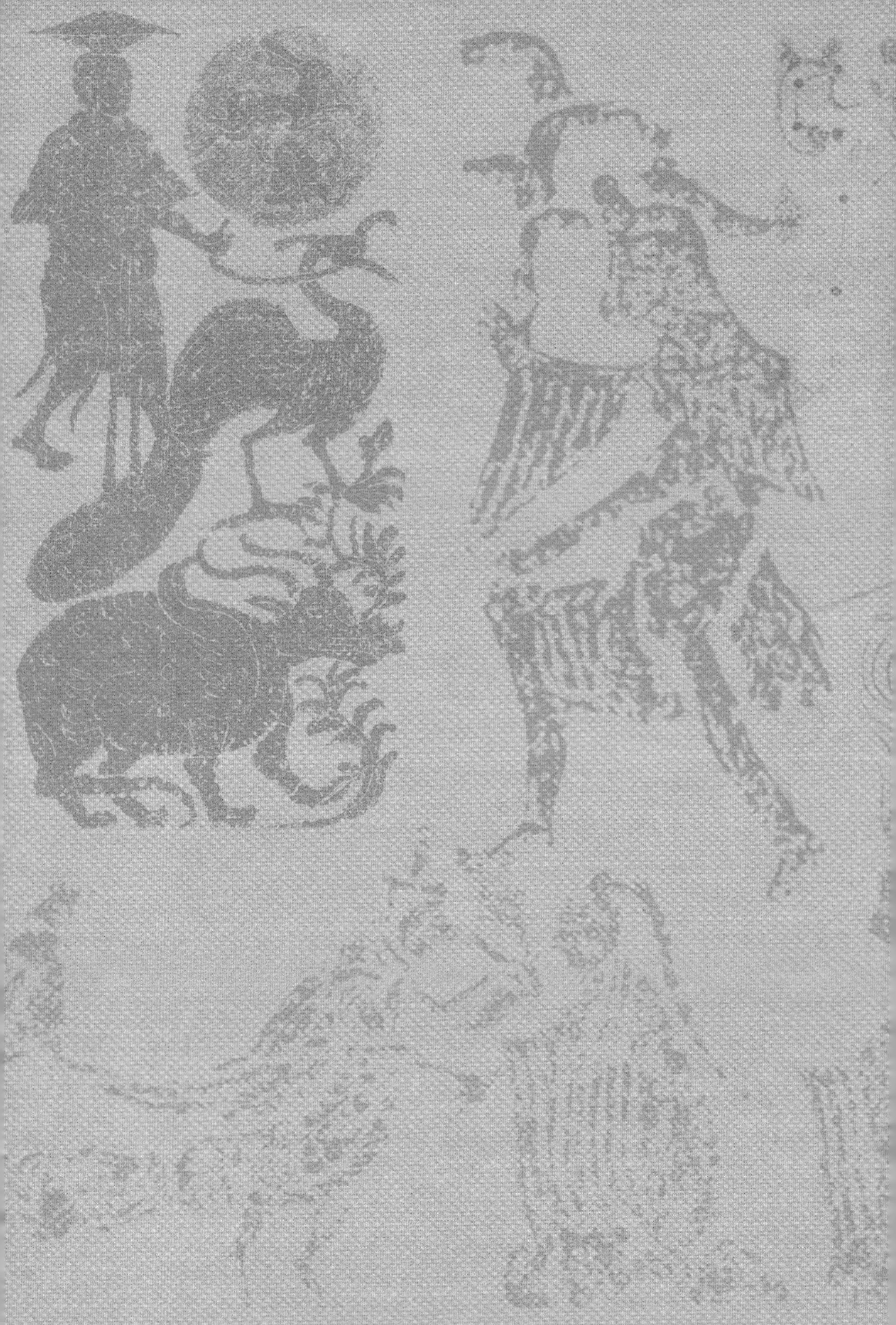

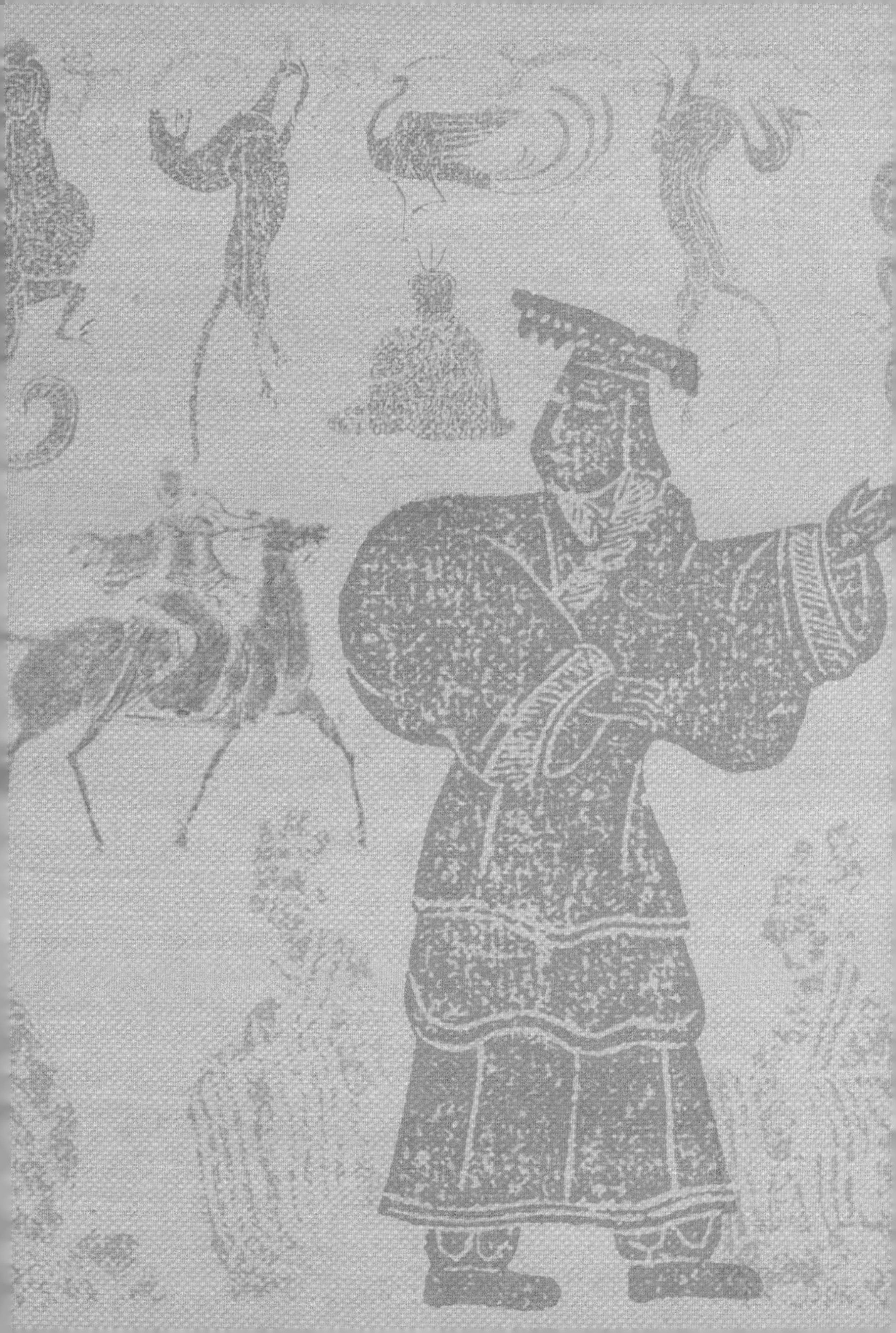

国家中医药管理局
中医药古籍保护与利用能力建设项目
组织工作委员会

主　任　委　员　王国强

副 主 任 委 员　王志勇　李大宁

执行主任委员　曹洪欣　苏钢强　王国辰　欧阳兵

执行副主任委员　李　昱　武　东　李秀明　张成博

委　　　　员

各省市项目组分管领导和主要专家

（山东省）武继彪　欧阳兵　张成博　贾青顺

（江苏省）吴勉华　周仲瑛　段金廒　胡　烈

（上海市）张怀琼　季　光　严世芸　段逸山

（福建省）阮诗玮　陈立典　李灿东　纪立金

（浙江省）徐伟伟　范永升　柴可群　盛增秀

（陕西省）黄立勋　呼　燕　魏少阳　苏荣彪

（河南省）夏祖昌　刘文第　韩新峰　许敬生

（辽宁省）杨关林　康廷国　石　岩　李德新

（四川省）杨殿兴　梁繁荣　余曙光　张　毅

各项目组负责人

王振国（山东省）　王旭东（江苏省）　张如青（上海市）

李灿东（福建省）　陈勇毅（浙江省）　焦振廉（陕西省）

蔡永敏（河南省）　鞠宝兆（辽宁省）　和中浚（四川省）

项目专家组

顾　问　马继兴　张灿玾　李经纬

组　长　余瀛鳌

成　员　李致忠　钱超尘　段逸山　严世芸　鲁兆麟
郑金生　林端宜　欧阳兵　高文柱　柳长华
王振国　王旭东　崔　蒙　严季澜　黄龙祥
陈勇毅　张志清

项目办公室（组织工作委员会办公室）

主　任　王振国　王思成

副主任　王振宇　刘群峰　陈榕虎　杨振宁　朱毓梅
刘更生　华中健

成　员　陈丽娜　邱　岳　王　庆　王　鹏　王春燕
郭瑞华　宋咏梅　周　扬　范　磊　张永泰
罗海鹰　王　爽　王　捷　贺晓路　熊智波

秘　书　张丰聪

前言

中医药古籍是传承中华优秀文化的重要载体，也是中医学传承数千年的知识宝库，凝聚着中华民族特有的精神价值、思维方法、生命理论和医疗经验，不仅对于传承中医学术具有重要的历史价值，更是现代中医药科技创新和学术进步的源头和根基。保护和利用好中医药古籍，是弘扬中国优秀传统文化、传承中医学术的必由之路，事关中医药事业发展全局。

1949 年以来，在政府的大力支持和推动下，开展了系统的中医药古籍整理研究。1958 年，国务院科学规划委员会古籍整理出版规划小组在北京成立，负责指导全国的古籍整理出版工作。1982 年，国务院古籍整理出版规划小组召开全国古籍整理出版规划会议，制定了《古籍整理出版规划（1982—1990）》，卫生部先后下达了两批 200 余种中医古籍整理任务，掀起了中医古籍整理研究的新高潮，对中医文化与学术的弘扬、传承和发展，发挥了极其重要的作用，产生了不可估量的深远影响。

2007 年《国务院办公厅关于进一步加强古籍保护工作的意见》明确提出进一步加强古籍整理、出版和研究利用，以及

"保护为主、抢救第一、合理利用、加强管理"的方针。2009年《国务院关于扶持和促进中医药事业发展的若干意见》指出，要"开展中医药古籍普查登记，建立综合信息数据库和珍贵古籍名录，加强整理、出版、研究和利用"。《中医药创新发展规划纲要（2006—2020）》强调继承与创新并重，推动中医药传承与创新发展。

2003～2010年，国家财政多次立项支持中国中医科学院开展针对性中医药古籍抢救保护工作，在中国中医科学院图书馆设立全国唯 一的行业古籍保护中心，影印抢救濒危珍本、孤本中医古籍1640余种；整理发布《中国中医古籍总目》；遴选351种孤本收入《中医古籍孤本大全》影印出版；开展了海外中医古籍目录调研和孤本回归工作，收集了11个国家和2个地区137个图书馆的240余种书目，基本摸清流失海外的中医古籍现状，确定国内失传的中医药古籍共有220种，复制出版海外所藏中医药古籍133种。2010年，国家财政部、国家中医药管理局设立"中医药古籍保护与利用能力建设项目"，资助整理400余种中医药古籍，并着眼于加强中医药古籍保护和研究机构建设，培养中医古籍整理研究的后备人才，全面提高中医药古籍保护与利用能力。

在此，国家中医药管理局成立了中医药古籍保护和利用专家组和项目办公室，专家组负责项目指导、咨询、质量把关，项目办公室负责实施过程的统筹协调。专家组成员对古籍整理研究具有丰富的经验，有的专家从事古籍整理研究长达70余年，深知中医药古籍整理研究的重要性、艰巨性与复杂性，履行职责认真务实。专家组从书目确定、版本选择、点校、注释等各方面，为项目实施提供了强有力的专业指导。老一辈专家的学术水平和智慧，是项目成功的重要保证。项目承担单位山东中医药大学、南京中医药大学、上海中医药大学、福建中医药大学、浙江省中医药研究院、陕西省中医药研究院、河南省中医药研究院、辽宁中医药大学、成都中医药大学及所在省市中医药管理部门精心组织，充分发挥区域间互补协作的优势，并得到承担项目出版工作的中国中医药出版社大力配合，全面推进中医药古籍保护与利用网络体系的构建和人才队伍建设，使一批有志于中医学术传承与古籍整理工作的人才凝聚在一起，研究队伍日益壮大，研究水平不断提高。

本着“抢救、保护、发掘、利用”的理念，该项目重点选择近60年未曾出版的重要古医籍，综合考虑所选古籍的保护价值、学术价值和实用价值。400余种中医药古籍涵盖了医经、基础理论、诊法、伤寒金匮、温病、本草、方书、内科、外科、女科、儿科、伤科、眼科、咽喉口齿、针灸推拿、养生、医案医话医论、医史、临证综合等门类，跨越唐、宋、金元、明以迄清末。全部古籍均按照项目办公室组织完成的行业标准《中医古籍整理规范》及《中医药古籍整理细则》进行整理校注，绝大多数中医药古籍是第一次校注出版，一批孤本、稿本、抄本更是首次整理面世。对一些重要学术问题的研究成果，则集中收录于各书的“校注说明”或“校注后记”中。

“既出书又出人”是本项目追求的目标。近年来，中医药古籍整理工作形势严峻，老一辈逐渐退出，新一代普遍存在整理研究古籍的经验不足、专业思想不坚定等问题，使中医古籍整理面临人才流失严重、青黄不接的局面。通过本项目实施，搭建平台，完善机制，培养队伍，提升能力，经过近5年的建设，锻炼了一批优秀人才，老中青三代齐聚一堂，有效地稳定了研究队伍，为中医药古籍整理工作的开展和中医文化与学术的传承提供必备的知识和人才储备。

本项目的实施与《中国古医籍整理丛书》的出版，对于加强中医药古籍文献研究队伍建设、建立古籍研究平台，提高古籍整理水平均具有积极的推动作用，对弘扬我国优秀传统文化，推进中医药继承创新，进一步发挥中医药服务民众的养生保健与防病治病作用将产生深远影响。

第九届、第十届全国人大常委会副委员长许嘉璐先生，国家卫生计生委副主任、国家中医药管理局局长、中华中医药学会会长王国强先生，我国著名医史文献专家、中国中医科学院马继兴先生在百忙之中为丛书作序，我们深表敬意和感谢。

由于参与校注整理工作的人员较多，水平不一，诸多方面尚未臻完善，希望专家、读者不吝赐教。

国家中医药管理局中医药古籍保护与利用能力建设项目办公室

二〇一四年十二月

许 序

“中医”之名立，迄今不逾百年，所以冠以“中”字者，以别于“洋”与“西”也。慎思之，明辨之，斯名之出，无奈耳，或亦时人不甘泯没而特标其犹在之举也。

前此，祖传医术（今世方称为“学”）绵延数千载，救民无数；华夏屡遭时疫，皆仰之以度困厄。中华民族之未如印第安遭染殖民者所携疾病而族灭者，中医之功也。

医兴则国兴，国强则医强。百年运衰，岂但国土肢解，五千年文明亦不得全，非遭泯灭，即蒙冤扭曲。西方医学以其捷便速效，始则为传教之利器，继则以“科学”之冕畅行于中华。中医虽为内外所夹击，斥之为蒙昧，为伪医，然四亿同胞衣食不保，得获西医之益者甚寡，中医犹为人民之所赖。虽然，中国医学日益陵替，乃不可免，势使之然也。呜呼！覆巢之下安有完卵？

嗣后，国家新生，中医旋即得以重振，与西医并举，探寻结合之路。今也，中华诸多文化，自民俗、礼仪、工艺、戏曲、历史、文学，以至伦理、信仰，皆渐复起，中国医学之兴乃属必然。

迄今中医犹为国家医疗系统之辅，城市尤甚。何哉？盖一则西医赖声、光、电技术而于20世纪发展极速，中医则难见其进。二则国人惊羡西医之“立竿见影”，遂以为其事事胜于中医。然西医已自觉将入绝境：其若干医法正负效应相若，甚或负远逾于正；研究医理者，渐知人乃一整体，心、身非如中世纪所认定为二对立物，且人体亦非宇宙之中心，仅为其一小单位，与宇宙万象万物息息相关。认识至此，其已向中国医学之理念“靠拢”矣，虽彼未必知中国医学何如也。唯其不知中国医理何如，纯由其实践而有所悟，益以证中国之认识人体不为伪，亦不为玄虚。然国人知此趋向者，几人？

国医欲再现宋明清高峰，成国中主流医学，则一须继承，一须创新。继承则必深研原典，激清汰浊，复吸纳西医及我藏、蒙、维、回、苗、彝诸民族医术之精华；创新之道，在于今之科技，既用其器，亦参照其道，反思己之医理，审问之，笃行之，深化之，普及之，于普及中认知人体及环境古今之异，以建成当代国医理论。欲达于斯境，或需百年欤？予恐西医既已醒悟，若加力吸收中医精粹，促中医西医深度结合，形成21世纪之新医学，届时“制高点”将在何方？国人于此转折之机，能不忧虑而奋力乎？

予所谓深研之原典，非指一二习见之书、千古权威之作；就医界整体言之，所传所承自应为医籍之全部。盖后世名医所著，乃其秉诸前人所述，总结终生行医用药经验所得，自当已成今世、后世之要籍。

盛世修典，信然。盖典籍得修，方可言传言承。虽前此50余载已启医籍整理、出版之役，惜旋即中辍。阅20载再兴整理、出版之潮，世所罕见之要籍千余部陆续问世，洋洋大观。

今复有“中医药古籍保护与利用能力建设”之工程，集九省市专家，历经五载，董理出版自唐迄清医籍，都400余种，凡中医之基础医理、伤寒、温病及各科诊治、医案医话、推拿本草，俱涵盖之。

噫！璐既知此，能不胜其悦乎？汇集刻印医籍，自古有之，然孰与今世之盛且精也！自今而后，中国医家及患者，得览斯典，当于前人益敬而畏之矣。中华民族之屡经灾难而益蕃，乃至未来之永续，端赖之也，自今以往岂可不后出转精乎？典籍既蜂出矣，余则有望于来者。

谨序。

第九届、十届全国人大常委会副委员长

许嘉璐

二〇一四年冬

王 序

中医学是中华民族在长期生产生活实践中，在与疾病作斗争中逐步形成并不断丰富发展的医学科学，是中国古代科学的瑰宝，为中华民族的繁衍昌盛作出了巨大贡献，对世界文明进步产生了积极影响。时至今日，中医学作为我国医学的特色和重要医药卫生资源，与西医学相互补充、相互促进、协调发展，共同担负着维护和促进人民健康的任务，已成为我国医药卫生事业的重要特征和显著优势。

中医药古籍在存世的中华古籍中占有相当重要的比重，不仅是中医学术传承数千年最为重要的知识载体，也是中医为中华民族繁衍昌盛发挥重要作用的历史见证。中医药典籍不仅承载着中医的学术经验，而且蕴含着中华民族优秀的思想文化，凝聚着中华民族的聪明智慧，是祖先留给我们的宝贵物质财富和精神财富。加强对中医药古籍的保护与利用，既是中医学发展的需要，也是传承中华文化的迫切要求，更是历史赋予我们的责任。

2010 年，国家中医药管理局启动了中医药古籍保护与利用能力建设项目。这既是传承中医药的重要工程，也是弘扬优秀民族文化的重要举措，不仅能够全面推进中医药的有效继承和创新发展，为维护人民健康作出贡献，也能够彰显中华民族的璀璨文化，为实现中华民族伟大复兴的中国梦作出贡献。

相信这项工作一定能造福当今，嘉惠后世，福泽绵长。

国家卫生和计划生育委员会副主任

国家中医药管理局局长

中华中医药学会会长

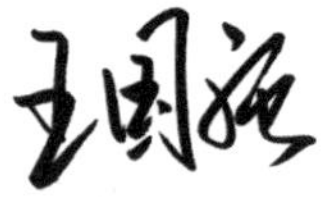

二〇一四年十二月

马 序

新中国成立以来，党和国家高度重视中医药事业发展，重视古籍的保护、整理和研究工作。自 1958 年始，国务院先后成立了三届古籍整理出版规划小组，分别由齐燕铭、李一氓、匡亚明担任组长，主持制定了《整理和出版古籍十年规划（1962—1972）》《古籍整理出版规划（1982—1990）》《中国古籍整理出版十年规划和“八五”计划（1991—2000）》等，而第三次规划中医药古籍整理即纳入其中。1982 年 9 月，卫生部下发《1982—1990 年中医古籍整理出版规划》，1983 年 1 月，中医古籍整理出版办公室正式成立，保证了中医古籍整理出版规划的实施。2002 年 2 月，《国家古籍整理出版“十五”（2001—2005）重点规划》经新闻出版署和全国古籍整理出版规划领导小组批准，颁布实施。其后，又陆续制定了国家古籍整理出版“十一五”和“十二五”重点规划。国家财政多次立项支持中国中医科学院开展针对性中医药古籍抢救保护工作，文化部在中国中医科学院图书馆专门设立全国唯一的行业古籍保护中心，国家先后投入中医药古籍保护专项经费超过 3000 万元，影印抢救濒危珍、善、孤本中医古籍1640余种，开展了海外中医古籍目录调研和孤本回归工作。2010年，国家财政部、国家中医药管理局安排国家公共卫生专项资金，设立了“中医药古籍保护与利用能力建设项目”，这是继1982～1986年第一批、第二批重要中医药古籍整理之后的又一次大规模古籍整理工程，重点整理新中国成立后未曾出版的重要古籍，目标是形成并普及规范的通行本、传世本。

为保证项目的顺利实施，项目组特别成立了专家组，承担咨询和技术指导，以及古籍出版之前的审定工作。专家组中的许多成员虽逾古稀之年，但老骥伏枥，孜孜不倦，不仅对项目进行宏观指导和质量把关，更重要的是通过古籍整理，以老带新，言传身教，培养一批中医药古籍整理研究的后备人才，促进了中医药古籍保护和研究机构建设，全面提升了我国中医药古籍保护与利用能力。

作为项目组顾问之一，我深感中医药古籍保护、抢救与整理工作的重要性和紧迫性，也深知传承中医药古籍整理经验任重而道远。令人欣慰的是，在项目实施过程中，我看到了老中青三代的紧密衔接，看到了大家的坚持和努力，看到了年轻一代的成长。相信中医药古籍整理工作的将来会越来越好，中医药学的发展会越来越好。

欣喜之余，以是为序。

中国中医科学院研究员

马继兴

二〇一四年十二月

校注说明

《伤寒六书纂要辨疑》，四卷，明代童养学辑，刊于明崇祯五年（1632）。该书是童氏对明代名医陶华所编著的《伤寒六书》进行纂辑要旨、辨析疑窦而成，内容包括论仲景脉法、六经病主要见证、伤寒两感论、伤寒寒热论、伤寒标本论等三十四篇，并对《伤寒论》及《金匮要略》中81种症状分别论其辨治，书中还载有方剂44首。童氏对陶氏之书拣择精华、剥离冗杂、辨明疑义、阐发遗蕴，使陶氏之学更加凝练、完善，也对于伤寒学术的传承起到重要的促进作用。

一、作者及成书

童养学，字壮吾，福州人。曾任邵武县儒学训导。童氏生卒年月不详，据文中自题“儒学训导”及自序后所加“先儒后裔”印章，可知童氏应非以医为业，当是旁通岐黄之术，而长于对古今经典医学文献进行整理研究，著有《伤寒六书纂要辨疑》《伤寒活人指掌补注辨疑》《图注八十一难经定本》《增补王叔和脉诀图注定本》。

童氏苦心于伤寒之学的研究，曾对元代医家吴恕所著《伤寒活人指掌图》进行补注辨疑而成《伤寒活人指掌补注辨疑》。在对明初医家陶华所著的《伤寒六书》进行研读时，他发现由于陶氏之书所收载内容是其数十年间医学研究成果的汇集，虽然代表了陶氏对伤寒研究的重要成就，但是其中冗繁错杂、简略难名之处亦不少见，流传日久，难免遭人非议，且不利于后世学习。童氏早年间即开始对该书进行整理，但苦不得法，后来受名医刘会所著《伤寒集要》的启发，在《伤寒六书》基础上删繁就简，补其阙略，重为诠次而成本书。

二、版本源流及底本、校本的选择

《伤寒六书纂要辨疑》的版本，根据《中国中医古籍总目》《中国医籍考》等书目的记载，经到相关图书馆实地调研，现知有六种版本：①原刻本为明崇祯五年壬申（1632）金陵刻本，四卷，三册。扉页原题“太医院纂要陶节庵伤寒六书”，书后另附《伤寒活人指掌补注辨疑》三卷，该本卷二“三阳传变论”至“阴毒论”等四篇残缺一页。②清顺治十五年戊戌（1658）大梁周氏醉耕堂刻本，题名为《新刻伤寒六书纂要辨疑》，四卷，三册，系经明末名士周亮节校正后所刊行。周亮节，字元泰，号靖公，祥符（今河南开封）人。明代刻书家周亮工之弟，喜“镌刻古籍，尤于活人之书独多，以其裨世甚切”，著有《醉耕堂遗稿》，醉耕堂为其在金陵（今南京）刻书之书坊。曾校正刊行《外科活人定本》《银海精微》等书。③清嘉庆二年丁巳（1797）刻本乐道堂藏板，四卷，四册，系经析津（今北京）李泗杰校正后所刊行。李泗杰，字鲁秀，清代析津人。生平事迹不详。④清顺治十八年辛丑（1661）新筑玉堂书室刻本，四卷，三册，系据醉耕堂本翻刻，与之属同一版本系统。⑤日本刻本，刊刻年代不详，四卷，三册，系据原刻本翻刻。⑥抄本，四卷，四册，年代无考，经比对系据原刻本所抄。根据调研考证结果，拟确定底、校本如下：

底本：明崇祯五年壬申（1632）金陵刻本，虽稍有残缺，但因系初刻本，刻工亦精，颇具价值，故选作底本，简称“金陵本”。

主校本：清顺治十五年戊戌（1658）大梁周氏醉耕堂刻本，该本距原刻本时间最为接近，且保存完整，刻工清晰，又经名家校正，故选作主校本，简称“醉耕堂本”。

参校本：清嘉庆二年丁巳（1797）刻本乐道堂藏板，该本距原刻本时间稍晚，且保存完整，刻版清晰，故选作参校本，简称“乐道堂本”；清顺治十八年辛丑（1661）新筑玉堂书室刻本、日本刻本及抄本，均与原刻本为同一版本系统，故均选作参校本。

他校本：本书因系为陶华所著《伤寒六书》纂要辨疑所作，故应选择该书的较佳版本作他校本，本次校勘所选版本为明万历四十年壬子李存济刻本，简称“《六书》万历本”。

三、校注原则与体例

本次校勘，将原本的繁体字竖排本，整理为简化字横排本。并以国家颁布的《标点符号用法》为标准进行标点。具体校注体例说明如下：

1. 底本中字形属一般笔画之误，如属日、曰混淆，己、巳不分者，予以径改，不出校记。底本中“辨”与“辩”在表示辨别之意时、“燥”与“躁”在表示烦躁时，多次出现混用，为方便读者阅读理解，将书中表示辨别之意的“辩”改为“辨”，将表示烦躁的“燥”改为“躁”，不出校记。底本中多次出现“症”与“证”混用，系古人认为二字意义相同故常习用，为保持原貌，不作改动。

2. 底本中的异体字、俗写字，统一以简化字律齐，不出校记。如几－凡；併－并；槩－概；畧－略；躰－体；迯－逃；踈－疏；湧－涌；媍－妇；築－筑；叅－参；捲－卷；痠－酸；褌－裩－裈；俻－備－备；変－變－变；總－揔－总；仝－同。通假字、避讳字不作改动而出注文。

3. 底本中药名因俗写而产生的异名，如“石羔”之“羔”、

"射香"之"射"，分别径改为"膏"、"麝"，不再出校。

4. 底本中引录他书文献，虽有删节或缩写，但不失原意者，不改动原文，以保持本书原貌。

5. 对个别冷僻字词加以注音和解释。

6. 底本中表示分条陈述的符号"—"，为阅读方便，予以删去。

7. 底本卷之一正文前有"邵武县学训导　童养学壮吾父纂辑本痒　余璟景玉父较阅"，今删去。

序

余尝苦夫伤寒者，苦无其要也。仲景之书传世已久，遗帙颇多，不可为要也，审矣！嗣是而叔和之诠次未免穿凿，成无已之注释并无正讹，可为要乎？即古之圣神见彻九天、学贯千古者，非不各抒其性灵，但专内伤者不专外感，专伤暑者不专伤寒，可为要乎？

惟陶氏①之《六书》② 要矣！辨阴阳有经、表里有症、虚实有脉，临病制方服药有法，井井乎有条，且辨叔和之谬，正无已之讹，足补仲景书之未备。惜其立论，见之《琐言》者，复见之《家秘》，见之《续言》，见之《截江》，见之《提金》，见之《槌法》，不免层见叠出，此盖要而未集，辨而未明也。

余曾下闱③十有余载，集其书矣，有定本初集矣、再集矣，其集犹未确也，

及见中吾刘先生④之集，乃欣然曰：此集真为得要。然犹仍《六书》之旧，战汗之条未载，痞结之症多舛⑤，又为集之

---

① 陶氏：指陶华，明代医学家，字尚文，号节庵、节庵道人，明余杭（今属浙江）人。撰《伤寒六书》《伤寒治例直指》等书。

② 六书：即《伤寒六书》，又名《陶氏伤寒全书》。共六卷，卷名分别为《伤寒琐言》《伤寒家秘的本》《伤寒杀车槌法》《伤寒一提金》《伤寒证脉药截江网》《伤寒明理续论》。

③ 下闱（wéi 围）：完成科举考试。闱，科举时代对考场、试院的称谓。

④ 中吾刘先生：指刘会，明末清初医学家，字希文，号中吾，大庾（今江西大余）人。曾任建宁府（今福建建瓯）儒学教授。撰《伤寒集要》《脉法正宗》《寿婴》等书。

⑤ 舛（chuǎn 喘）：错误。

阙典。余从而纂之辨之，去其繁芜，补其阙略，剖其正讹，而纂要辨疑乃成，于是求其梓于赵师有光①号剑南，福州人，师复云：此一集也，真仁者寿世之术，苦心极矣，彼苍有知，谅不令苦心之人至于湮没。知言②哉！知言哉！

崇祯五年季冬月望日邵武县③儒学训导④童养学题

---

① 赵师有光：指赵有光，明代福州人，生平不详。

② 知言：有见识的话。

③ 邵武县：地名。即今之邵武市，在福建东北部。

④ 儒学训导：官名，无品。明、清于府、州、县学均置训导，辅助教授、学正、学谕教诲生员。

目 录

卷之三

卷之四

卷之一

启 蒙 论

凡初学医者，先熟药性，次明经络，再识病名，讲解脉理，以证其所生之病，乃可为医。病家云发热恶寒，头项痛，腰脊强，则知病在太阳经也；身热，目痛鼻干，不得眠，则知病在阳明经也；胸胁痛，耳聋，口苦舌干，往来寒热而呕，则知病在少阳经也；腹痛咽干，手足自温，或自利不渴，或腹满时痛，则知病在太阴经也；引衣踡①卧，恶寒，或舌干口燥，则知病在少阴经也；烦满囊缩②，则知病在厥阴经也；潮热自汗，谵语发渴，不恶寒，反恶热，揭去衣被，扬手掷足，或发班③黄，狂乱，五六日不大便，则知病在正阳明胃腑也。设若脉症不明，误用麻黄，令人汗多亡阳；误用承气，令人大便不禁；误用姜附，令人失血发狂。正为寒凉耗④其胃气，辛热损其汗液，燥热助其邪热。庸医杀人，莫此为甚。盖伤寒之邪，实无定体，或入阳经气分，则太阳为首，其脉必浮，轻手便得；或入阴经血分，则少阴为先，其脉必沉，重手方得。浮而有力无力，则知表之虚实；沉而有力无力，则知里之寒热；中而有力无力，则知表里缓急。脉有浮沉虚实，症乃传变不常。治之之法，先

① 踡：蜷缩。

② 囊缩：阴囊收缩。

③ 班：通“斑”。屈原《离骚》：“纷总总其离合兮，班陆离其上下。”

④ 耗：醉耕堂本作“伤”。

分表里、寒热、阴阳、虚实、标本，先病为本，次病为标，先治其急者，此为上工。问症以知其外，察脉以知其内，全在活法，不可拘于日数。但见太阳症在，直攻太阳；见少阴症在，直攻少阴；见真寒症在，直救真寒，此为活法。若同而异者明之，似实而非者辨之，在表者汗之散之，在里者下之利之，在上者因而越之，下陷者升而举之，从乎中者和解之，直中阴经者温补之。若解表不开，不可攻里，日数虽多，再宜发汗，此事不明，攻之为逆。经云：一逆尚引日，再逆促命期。若表证解而里症具者，不可攻表，日数虽少，急当下之，此事不明，祸如反掌。经曰：邪热未除，复加燥热，抱薪救火矣。如直中阴经真寒症，无热，恶寒不渴，急宜温补，切禁寒凉，此事不明，杀人甚速。阴症似阳者温之，真阴症本无热反发热，有似阳症者，法当温之。阳症似阴者下之。伤寒汗病本称阳症传入三阴，本当发热不发热，反恶寒，有似阴症者，法当下之。阳毒者分轻重下之，阴毒者分缓急温之。阳狂者下之，阴厥者温之。湿热发黄者利之、下之，血症发黄者清之、下之。发斑者清之、利之，谵语者下之、温之。痞满者消之、泻之，结胸者解之、下之。太阳证似少阴者汗之，少阴症似太阳者温之。伤寒先入太阳，阴症直中少阴，此言少阴直中证也，非传经之少阴也。衄血者解之、止之，发喘者汗之、下之，咳嗽者利之、解之。正伤寒者，大汗之、大下之；感冒暴寒者，微汗之、微下之；劳力感寒者，温散之；温极病者，微解之、大下之。此经常之大法也。有病一经，已用热药，而又用寒药，如少阴症用白虎汤、四逆散寒药者，少阴症用四逆汤、真武汤热药者。庸医狐疑，莫能措手，不知寒药治少阴，乃传经热症也；热药治少阴，乃直中阴经之寒症也。辨名定经，明脉识证，验症用药。辛热之剂投之不差，寒凉之药用之必当，病奚逃乎。须分轻重缓急，老少虚实，久病新发，妇人胎产，室女经水，治各不同。久病者，过经不解，坏症也；新发者，始病也。老者血气衰，少者血气壮；缓者病之轻，急者病之重。寒药热服，热药凉服，中和之剂，温而服之。虽曰发蒙①，实登仲景之阶梯也。勉旃②小子，尚其勖③之。

辨张仲景伤寒方论

或问曰：仲景，立法之祖也。今观桂枝、麻黄二汤，服之而愈者才一二，不愈而变重者常八九，何如？答曰：善哉问。经云：冬气严寒，万类潜藏，君子固密，不伤于寒。体虚之人，触冒之者，乃名伤寒耳。其伤于四时之气，皆能为病。而伤寒为毒者，以其最成杀历之气，中而即病，名曰伤寒。不即病者，寒毒藏于肌肤，至春变为温病，夏变为暑病。暑病者，热极重于温也。以此言之，伤寒者，乃冬时感寒即病之名。桂枝、麻黄二汤，为当时伤寒设，与过时温暑何预④焉。夫受病之原则同，故均谓之伤寒。所发之时既异，治之则不可混也。夫春温夏热秋凉冬寒者，四时之正气，风亦因之而成温凉寒热也，故气候严寒，风亦凛烈，天道和煦，风亦温暖。冬时肾与膀胱用事⑤，水冰地冻，风寒相搏，人触冒之，腠理郁塞，乃有恶风、恶寒之症。其余时月，则无此症也。仲景知伤寒非比他病可缓，故特详于此书。不幸书传久远，遗帙颇多。晋太医令王叔和得

---

① 发蒙：启发蒙昧。
② 勉旃（zhān 沾）：努力。旃，文言助词，相当于“之”或“之焉”。
③ 勖（xù 序）：勉励。
④ 预：牵涉；关联。
⑤ 用事：当令。

于散亡之余，诠次①流传，未免穿凿。成无己顺文注释，并无正误之言，以致将冬时伤寒之方通解温暑，遗祸无穷。盖伤寒之初中人，必先入表，表者何？即足太阳寒水之经，此经行身之后，自头贯脊，乃有头痛、脊强、恶寒之症，在他经则无此症矣。况此经乃一身之纲维，为诸阳之主气，治之一差，变不可胜言矣。故宜二汤发散表中寒邪，若以此汤通治温暑之病则误矣。曰：邪之在表为太阳经也，一经有二药之分又何如？曰：在经虽一，而荣卫之伤则殊。寒伤荣，症乃恶寒发热而无汗，其脉浮紧，浮为在表，紧为恶寒，宜麻黄轻扬之剂发之，寒邪退而汗出，表和而愈矣。风伤卫，卫伤则自汗，缘太阳受风不能卫护，腠理疏而汗泄，脉见浮缓，宜桂枝辛温之剂解之，腠理闭而汗止，表和而愈矣。又有荣卫俱伤者，二汤难用也，故设大青龙汤，然此药大峻，非庸俗所识也。曰：温暑既无方治之，奈何？脉症与伤寒何以别？曰：温暑虽殊，亦冬时感受寒邪而不即散，伏藏人身，历二三时之久，天道大变，寒化为热，人在气交②之中，亦随天地之气而化。治之之方，亦因时用辛凉苦寒之药，安得概用冬时辛温之方乎？夫温病欲出，值天时和煦，自内达表，脉反见于右关，不浮紧而微数，曰恶寒，否乎？曰：伤寒自冬月风寒而成，外则有恶风、恶寒之症，既名为温，则无此症矣。曰：子之言何据乎？曰：经云：太阳病发热，不恶寒而渴者，温病也。不恶寒则病非因外来，渴则自内达表。曰：春夏之病，亦有头痛恶寒，脉浮紧者，何也？曰：此非冬时所受之寒，乃冒非时暴寒之气耳，或温暑将发，又受

---

① 诠次：选择和编排。诠，通“铨”。唐代韩愈《进〈顺宗皇帝实录〉表状》：“史官沈传师等采事得于传闻，诠次不精，致有差误。”

② 气交：指天气和地气的交会。

暴寒，虽有恶寒、脉浮之症，未若冬时之甚也，宜辛凉之药以通其内外而解之，断不可用桂枝之剂矣。曰：伤寒之在三阳，则为热邪；既传三阴，则为阴症矣。阴症法以热治，固其宜也，三阴篇以四逆散凉药治四逆，大承气治少阴，何耶？呜呼！此王叔和以残缺之经作全书诠次，将传经阴症与直中阴经之阴症混同立论，所以遗祸至今未已也，姑略陈之。盖风寒之初中人也，入于阳则太阳为之首，入于阴则少阴为之先，或入于阴，或入于阳，皆无定体，非但始太阳终厥阴也。或自太阳始，日传一经，一日太阳，二日少阳，三日阳明，四日少阴，五日太阴，六日厥阴，六日至厥阴，邪气衰不传而愈者。或有不罢再传者，或有间经而传者，或有传至二三经而止者，或有始终只在一经者，或有越经而传者，或有初入太阳不作郁热便入少阴而成真阴症者，或有直中阴经而成寒症者，或有症变者，或有脉变者，或有取症不取脉者，或有取脉不取症者。缘经无明文，后人有妄治之失。夫自三阳传次三阴之阴症，外虽有厥逆，内则热邪耳。若不发热，四肢便厥冷而恶寒者，此则直中阴经之寒症也。盖太阳受邪，行尽三阳气分，传次三阴血分，则热入深矣。热入既深，表虽厥冷，真热邪也。经云：亢则害，承乃制。热极反兼寒化也。若先热后厥者，传经之阴症也，经云：厥深热亦深，厥微热亦微是也。故宜四逆散、承气汤，看微甚而治之。如初病便厥，但寒无热，此则直中阴经之寒症也，急宜四逆辈以温之。经云：发热恶寒者，发于阳，乃传经之伤寒也。无热恶寒者，发于阴，乃直中之阴症也。伤寒又有日传二经为两感者，传经未终而毙矣。伤中不同，温凉迥异，可概治乎？曰：尝读刘守真[1]书云：伤寒无阴症，人[2]伤于寒则为热病。热病乃汗病也，汗液乃阳气也。又遍考《灵枢》诸书，并无阴症，阴症乃杂病也，叔和误入之耳。守真私淑仲景者，而议论之异，何耶？曰：守真因《伤寒论》以桂枝、麻黄汤通治温暑之误，而有是说，故叮咛云：天道温热之时，用桂枝汤必加凉药于其中，免致黄生班出之患。若知此汤为冬时即病之伤寒设，不为过时之温暑设，则无此论矣。观其晚年悟道，著《病机保命集》，其中用羌活汤辛凉之药以治非时伤寒，其妙如神，足可补仲景之遗亡，见何高哉！夫《内经》言伤寒为热病而无寒者，语其常也；仲景之论有寒有热者，言其变也。合常变而无遗，所谓并行不悖，而反相为用也，此所以为万世医家之准绳[3]欤。

伤　寒　论

尝观庸医治伤寒一二日，不问属虚属实，便用麻黄、桂枝之类汗之；三四日，不问在经在腑，便用柴胡之类和之；五六日，不问在表在里，便用承气之类下之，以致内外俱虚，变症蜂起。大抵病人表里虚实不同，邪之传变亦异，岂可以日数拘哉。故善治病者在得其传受，但见太阳症，直攻太阳；见少阴症，直攻少阴耳。仲景又云：日数虽多，但有表症而脉浮者，尤宜汗之；日数虽少，但有里症而脉沉者，尤宜下之，切不可

① 刘守真：即刘完素，金代著名医学家，河间（今河北河间）人。明正德二年（1507），被敕封为“刘守真君”。撰《素问玄机原病式》《黄帝素问宣明论方》《素问病机气宜保命集》等书。

② 人：原作“入”，据《六书》万历本改。

③ 准绳：喻标准、准则。准，测平面的水准器；绳，量直度的墨线。

执定一二日发表、三四日和解、五六日方下之说。务俾审脉验症，辨名定经，方可下手。真知其为表邪而汗之，真知其为里邪而下之，真知其为直中而温之，如此而汗，如彼而下，又如彼而温。桂枝、承气，投之不差；姜附、理中，发而必当，庶无实实虚虚之误矣。仲景取方立论甚严，曰可温，曰可汗，曰可下，曰和解，曰急下，曰急温，曰少与，与夫先温其里，乃攻其表，先解其表，乃攻其里，得其纲领不难矣。嗟夫！常病用常法，谁人不知。设有感冒非时暴寒而误作正伤寒者，有劳力感寒误作真伤寒者，有杂症类伤风误认作伤寒者，有直中阴经真寒症误作传经之热症者，有温热误作伤寒者，有暑症误作伤寒者，有如狂认作发狂者，有血症发黄误作湿热发黄者，有蚊迹认作发班者，有动阴血认作鼻衄者，有谵语认作狂言者，有独语认作郑声者，有女劳复认作阴阳易者，有短气误作发喘者，有痞满认作结胸者，有心下硬痛下利纯清水而俗呼为漏底者，有哕而误认干呕者，有并病而认作合病者，有正阳明腑病而认作阳明经病者，有太阳症无脉而认作死症者，有里恶寒误作表恶寒者，有表热误作里热者，有阴症发燥误作阳症者，有少阴症发热而误作太阳症者，有标本全不晓者，比比然也。若不解明症脉、因病立方，但同庸俗一概妄治，此杀人不用刃耳，戒之戒之！

脉 要 上

或问曰：治伤寒先明脉症，脉症不明，取方无法。夫脉之一字，实先天后天之造化，何为先天，何为后天，何为脉也？答曰：人之阴阳，即为先天。人之血气，即为后天。脉者非血非气，乃气血之先，即荣卫之道路也。故持脉之要，曰举，曰按，曰寻，三字不明，则表里虚实何以别之。曰持脉者，轻手寻之曰举，重手取之曰按，不轻不重委曲[1]求之曰寻。初持轻手候之，脉见皮肤之间便得曰浮，是太阳经脉也。有力者，主寒邪在表，无汗，为寒伤荣血，表实者宜汗之。无力者，主风邪在表，有汗，为风伤卫气，表虚者宜实之。重手候之，脉附于肌肉之下、筋骨之间而得曰沉，是三阴经脉也。三阴经俱是沉脉，妙在指下有力无力中分。有力者主热邪在里，为里实，宜下之。无力者主寒邪中里，为里虚，宜温之。不轻重中而取之，脉应于血肉之间，阴阳相半得之曰中。若见微洪，是阳明经脉也，主邪在表多里少，宜解肌。若见弦数是少阳经脉也，主邪在半表半里，宜和解。盖阴阳表里虚实寒热，俱在浮中沉三脉有力无力中分。有力者，为阳、为实、为热。无力者，为阴、为虚、为寒。若浮中沉之不见，则委曲求之；若隐若见，则阴阳伏匿之脉也，三部皆然。曰：若君之了然，非庸俗能识也。然三脉中有进退焉，有伏脉焉，有可解不可解焉，有歇至焉，有燥乱焉，请备言[2]之。曰：脉大者为病进，大则邪气胜，而正气无权。脉缓者为邪退，缓则胃气和，而邪气无权。何谓伏脉？一手无脉，曰单伏；两手无脉，曰双伏。若病初起头痛、发热恶寒而脉伏者，缘阴邪陷于阳中，不得越发，此欲汗而当攻之，使邪气退而正气复，脉自至而病自除。如欲雨则天郁热，晴霁[3]天乃反凉可见。若七八日以来，别无刑克症候，或昏冒不知人事，或脉全无者，此欲汗而勿攻之。如六合阴晦，雨后

---

① 委曲：详尽、详细。

② 备言：详细说明。

③ 晴霁（jì记）：晴朗。霁，雨止。

庶[①]物皆苏，换阳之吉兆也。何谓可解不可解？脉浮紧在表者，以汗解之；脉沉实在里者，以下解之；脉沉迟而无力者，以温解之。然又有浮宜下，沉宜汗者，其故何也？曰：浮而下者，因大便难也，设使大便不难，岂敢下乎？沉而汗者，因表有热也。设使身不发热，岂敢汗乎？何谓歇至？如寒邪直中阴经，温之而断续者，为歇至。何谓燥乱？因汗下后脉当静，今反盛者，曰燥乱，大凶之兆也。客闻之，欣然起谢。

脉 要 下

伤寒之病，非比杂科。脉理精微，甚所难明。原[②]伤寒之脉，浮大动数滑为阳，沉涩弱弦微为阴，其弦紧浮滑沉涩六者为残贼[③]之脉，故诸脉作病。夫春弦、夏洪、秋毛、冬石、土缓为四时之正脉，浮沉迟数为客主。左为人迎，右为气口。呼出心肺为阳，吸入肾肝为阴，一呼一吸为一息。寸口为阳，尺泽为阴，中为关界。阳主气，阴主血，血为荣，气为卫，寒则伤荣，风则伤卫，理自然也。盖伤寒之病，从浅入深，先入皮肤肌肉，次入筋骨肠胃，专以浮中沉迟数辨其阴阳寒热及表里虚实而断之。诸浮为在表属阳，诸沉为在里属阴，诸迟为在脏属寒，诸数为在腑属热。杂病以弦为阳，伤寒以弦为阴。杂病以缓为弱，伤寒以缓为和。伤寒以大为病进，以缓为邪退，以缓为胃脉，有胃气曰生，胃气少曰病，无胃气曰死。伤寒病中有神脉，如脉中有力，即为有神。神者，气血之先也。寸口阳

---

① 庶：众多。
② 原：推究。
③ 残贼：残害。

脉中，或见沉细无力者，为阳中伏阴。尺部阴脉中，或见沉数有力者，为阴中伏阳。寸口数大有力为重阳，尺部微而无力为重阴。寸口细微如丝为脱阳，尺部细微无力为脱阴。寸脉浮而有力，主寒邪表实，宜汗；浮而无力，主风邪表虚，宜实。尺部沉而有力，主阳邪在里为实，宜下；无力，主阴邪在里为虚，宜温。寸脉弱而无力，切忌发汗；尺脉弱而无力，切忌轻下。初按来疾去迟，名曰内虚外实；去疾来迟，名曰内实外虚。尺寸俱同，名曰缓，缓者，和而生也。寸关尺大小浮沉迟数同等者，此阴阳和平，虽剧①当愈，汗下后脉静者生，燥乱身热者死，乃邪气胜也。温之后，脉来歇止者，正气脱而不复生也。纯弦之脉名曰负，负者死。按之解索②，名曰阴阳离，离者死。阴病见阳脉者生，阳病见阴脉者死。寸脉下不至关为阳绝，尺脉上不至关为阴绝，此皆不治。脉来蔼蔼如车盖③者，名曰阳结。脉来累累如循长竿④者，名曰阴结。脉瞥瞥如羹上肥⑤者，名曰阳气微。脉萦萦如蜘蛛丝⑥者，名曰阴气衰。脉绵绵如泻漆之绝⑦者，亡其血。脉来缓时一止复来者，名曰结。脉来数时一止复来者，名曰促。阳盛则促，阴盛则结，此皆病脉。

---

① 剧：原作“据”，据醉耕堂本改。

② 按之解索：此处指脉象如绳结之解后应手无力。

③ 脉来蔼蔼如车盖：喻脉象浮大轻盈。蔼蔼，盛大貌。车盖，古代帝王贵族车上的伞蓬，亦称“华盖”。

④ 脉来累累如循长竿：喻脉来连续不断而强直。累累，连连强直貌；循，扪循。

⑤ 脉瞥瞥如羹上肥：喻脉象轻浮无根而乍聚乍散。瞥瞥，闪烁不定，飘忽浮动貌；羹上肥，肉汤表面漂浮的油脂。

⑥ 脉萦萦如蜘蛛丝：喻脉象细柔无力而忽来忽去。萦萦，缠绕貌。

⑦ 脉绵绵如泻漆之绝：喻脉象柔软连绵，前大后细。绵绵，连绵柔软貌。泻漆，倾漆于器。

阴阳表里脉症论

伤寒汗下温之法，最不可轻，据脉以验症，问症而对脉。太阳者，阳症之表也。阳明者，阳症之里也。少阳者，三阳三阴之间。太阴少阴厥阴，又居于里，总谓之阴症也。发于外则太阳为之首，发于内则少阴为之先。太阳恶寒，少阴亦恶寒，但太阳之脉多浮，少阴之脉沉细，与他症状自异。发热恶寒，身体疼痛，或自汗，或无汗，是为表症，可汗。不恶寒反恶热，口燥咽干，壮热腹满，小便如常，大便秘结，是为里症，可下。厥冷囊拳①，自利烦躁，而无身热头痛，是为阴症，可温。浮洪紧数，此表病之脉；沉实滑数，此里病之脉；微细缓弱，此阴病之脉。在表者，邪传于荣卫之间；在里者，邪入于胃腑之内。胃腑之下，少阳居焉，若传之阴则为邪气入脏矣。夫荣与卫固②为表也，胃腑亦可以为表。然以脏腑而分表里，则在腑为之表，在脏为之里。若合荣卫腑脏而分之，则表者荣卫之所行，里者胃腑之所主，而脏则又深于里矣。审脉问症，辨名定经，方可用药。大抵治伤寒有法，投剂少差，死生立见，可不慎哉！经云：伤寒六七日，目中不了了，无表症，脉虽浮，亦可有下者。少阴病二三日，无里症，亦有可汗者。阴症四逆，法当用温，而四逆散性寒，岂可用乎？曰：医在九流之中，非圆机③之士不足为也。脉虽浮而亦有可下者，无表症，六七日不大便。借使大便不难，其敢轻下乎？少阴病亦有发汗者，少

---

① 拳：通“蜷”。北齐颜之推《颜氏家训·勉学》：“手不得卷，膝不得屈。”屈曲；卷曲。

② 固：确实。

③ 圆机：圆，原作“员”，据醉耕堂本改。见解超脱，圆通机变。

阴本无热，反发热而表犹未解，故用温药微取其汗也。借使身不发热，其敢轻汗乎？四逆汤用姜、附，四逆散用枳、柴，一寒一热，并主四逆，固不忤①矣。然传经之邪，与阴经受邪初病便厥者不同。四逆散用药寒，主先阳后阴也。四逆汤用药热，主阳不足而阴有余也。至于阳极发厥，阴极发燥，阴症似阳，阳症似阴，差之毫厘，谬以千里，学者当深思之。

伤寒脉证指法

夫风寒初入，或先太阳寒水之经，此经本寒标热，便有恶风恶寒、头痛脊强、发热之症，若在他经则无此症矣。若无头痛恶寒，脉又不浮，此为表症罢而在中。中者何？即半表半里之间，乃阳明少阳之分也。盖二经不从标本，从乎中也，过此则邪入里为热实，脉不浮而沉，按至筋骨之间方得。如脉来沉实有力，外症则不恶风寒，而反恶热，谵语大渴，或潮热自汗，或扬手掷足，揭去衣被，五六日不大便，是邪热传入胃腑，属里而有燥屎也，宜大柴胡汤下之而愈矣。若脉来沉迟无力，此为直中阴经真寒症之阴脉，其症无头痛，无身热，初起怕寒，手足厥冷，或战栗踡卧，不渴，或腹疼，呕吐泄泻，或口出涎沫，面如刀刮，乃阴经自中之寒，不从阳经传入，故不在传经热症治例，更当看外症如何。若腹满咽干属太阴，舌干口燥属少阴，烦满囊缩属厥阴，此三者俱是阳经传入阴经之热症，脉沉实有力，急当攻里下之。如下后利不止，身疼痛，脉反沉细无力，又当救里温之，此权变之法也。三阴传经热症与三阴直中寒症，脉虽沉，而有力无力，要当分别，证异而治各不同矣。

① 忤：违背。

今将浮中沉三脉列具于左，使因脉以知症，缘症以明治，庶可以为后人之法程①云。

浮脉形状指法主病

浮，初排指于皮肤之上，轻手按之便得曰浮。此为寒邪初入足太阳经，病在表之标，可发而去之。虽然，治之则有二焉。寒伤荣，则无汗恶寒，用麻黄汤；风伤卫，则有汗恶风，用桂枝汤，一通一塞，不可同也。

浮紧有力，无汗恶寒，头项痛，腰脊强，发热，此为伤寒在表，表实宜发表，冬用麻黄汤，春夏秋用羌活冲和汤。一方去地黄，加紫苏、藿香，渴加石膏、知母，无渴不必加。

浮缓无力，有汗恶风，头项痛，腰脊强，发热，此为伤风在表，表虚宜实表，冬用桂枝汤，余三时用加减冲和汤。腹痛，小建中汤；甚者，桂枝大黄汤。止汗退邪，必加凉药于中，免斑出黄生之患，此谓无伐天和也。

中脉形状指法主病

中，略重指按至皮肤之下、肌骨之间乃得，曰中，谓之半表半里症也。然亦有二焉，盖阳明少阳二经，不从标本从乎中也。

长而有力，即微洪脉也。此为阳明在经，其症微有头疼眼眶痛，鼻干不得眠，发热无汗，用葛根解肌汤。若渴而有汗不解，或经汗过渴不解者，用白虎汤加人参，无渴不可服此药，为大忌。

---

① 法程：法则；程式。

弦而数，此为少阳经脉。其症胸胁痛，耳聋，寒热，呕而口苦，两阳交中，故名曰少阳，俱用小柴胡汤加减。或两经合病，则脉弦而长，此汤加葛根、芍药，缘胆无出入，有三禁①，止宜和解表里。

沉脉形状指法主病

沉，重指按至肌肉之下、筋骨之间，此为沉脉，亦有二焉，阴阳寒热在沉脉中分。若沉而有力，则为阳为热；沉而无力，则为阴为寒也。

沉数有力，则为阳明之本。表证解而热入于里，恶寒头疼悉除，反觉怕热，欲揭衣被，扬手掷足，谵语狂妄，燥渴，或潮热自汗，五六日不大便，轻则大柴胡汤，重则三承气汤选用，泄去胃中燥屎则愈。

沉迟无力为寒，外症无身热，无头痛，不渴，初起怕寒，厥冷踡卧，兼或腹满胀痛，吐泻，或战栗，面如刀刮，或口吐白沫冷涎，或小便清白，或大小腹痛，皆是阴经自中真寒症，轻则理中汤，重则姜附四逆汤温之。

伤寒至沉脉方分阴阳，仔细体认下药，不可造次，倘有差失，咎将归己，悔无及矣。

凡诊脉须分三部九候，每部必先浮诊三候，候三动也，中诊三候，沉诊三候，三三而成九候。然后知病之深浅表里，以为处治之标的②。明脉识症，辨名定经，得心应指，如此而治，无枉死者矣。若脉症不明，处方无法，狂妄行医，视人命如草

---

① 三禁：此指少阳病禁用汗、吐、下三法。

② 标的：犹准则。

芥，他日不受夭殃，吾不信也。

三阴三阳经脉症

仲景云：尺寸俱浮者，太阳受病也。当一二日发，以其脉上连风府，故头项痛，腰脊强。伤寒则发热恶寒，伤风则鼻塞恶风。然伤风有汗，伤寒无汗。

尺寸俱长者，阳明受病也，当二三日发，以其脉夹鼻，络于目，故身热目痛，鼻干不得卧。又曰：不恶寒而作渴，为在经；不恶寒反恶热，自汗出，大便难，为在腑。

尺寸俱弦者，少阳受病也。当三四日发，以其脉循胁，络于耳，故胸胁痛而[①]耳聋，口苦咽干目眩，往来寒热而呕。此三经皆受病，未入于腑者，可汗而已。

尺寸俱沉细者，太阴受病也。当四五日发，以其脉布胃中，络于嗌，故腹满而咽干。直中者，或腹痛自利，不渴。

尺寸俱沉者，少阴受病也。当五六日发，以其脉贯肾，络于肺，系舌本，故口燥舌干而渴。直中者，则恶寒，口中和，默默欲寐，腹痛，或咽痛。

尺寸俱微缓者，厥阴受病也。当六七日发，以其脉循阴器，络于肝，故烦满囊缩。直中者，则唇青舌卷，筋急不欲食，或吐蛔。此三经皆受病，已入于腑者可下，直中者可温。

已上三阴之症，乃自阳经传来，故宜下。非若阴经自中之寒，则为真阴症也，宜用四逆之类。脉微浮为欲愈，不浮为未愈，小建中汤。脉沉短者，囊必缩，为毒气入脏，承气汤下之。利不止，四逆汤温之。

---

① 而：原作“面”，据醉耕堂本改。

太阳经见证法

头项痛，腰脊强，发热恶寒，是足太阳膀胱经受症。假如先起恶寒者，本病；已后发热者，标病。然是经非发汗则不能愈。若有一毫头痛、恶寒、身热，不拘日数多少，便宜发散，自然热退身凉，有何变症？

阳明经见证法

目痛，鼻干，不眠，微恶寒者，是足阳明胃经受症。然是经非通泄不能痊，必用大黄、芒硝，以疏利阳热。假令先起目痛，恶寒，身热者，阳明经本病；已后潮热自汗，谵语发渴，大便实者，正阳明胃腑标病。本宜解肌，标宜急下，当以脉消息①之，脉见微洪有力为经病，沉数有力为腑病。

少阳经见症法

耳聋胁痛，寒热呕而口苦，是足少阳胆经受症。假如先起恶寒，身热，耳聋，胁痛者，本病；已后呕而舌干口苦者，标病。缘胆无出入，病在半表半里之间，止宜小柴胡汤加减，小柴胡能利能汗，和解表里，再无别汤。若治之得法，有何坏症？

已上三阳经，用药俱载于前，不复重录。

太阴经见症法

腹满自利，津不到咽，手足温者，是足太阴脾经受症。假如先起腹满咽干者，本病；已后身目黄者，标病。至阴经则难

---

① 消息：斟酌。

拘定法，或可温，或可下，当分直中者寒症、传经者热症。腹满咽干发黄者，属脏热；自利不渴，或呕吐者，属脏寒。

本经用药法

太阴脾土惟恶寒湿，非干姜、白术不能燥湿。如腹满咽干，手足温，腹痛身无热，脉沉有力者，是热邪传入太阴里症也，宜加减桂枝大黄汤下之。如腹满自利不渴，或呕吐恶寒，手足厥冷，脉沉无力者，是太阴自受寒症也，非从三阳经传入者，宜加减理中汤，重则回阳急救汤温之。

少阴经见症法

舌干口燥，是足少阴肾经受症。假如先起舌干口燥者，本病；已后谵语大便实者，标病。六经中惟此一经难治，大要以口燥而渴，大便实，脉实有力者，知其热传经之少阴也；呕吐泻利不渴，脉沉迟无力者，知其寒直中之少阴也。

本经用药法

此经惟恶寒燥，非附子不能温润。如口燥咽[①]干，渴而谵语，大便实，或绕脐硬痛，或下利纯清水，心下硬痛，脉来沉实有力者，是邪热传入少阴里症也，急用六一顺气汤、三承气汤，分轻重下之。如身无热，恶寒厥冷，踡卧不满，或腹痛呕吐，泻利沉重，或阴毒手指甲唇青，呕逆绞痛，身如被杖，面如刀刮，战栗，脉来沉迟无力者，是少阴直中真寒症也，宜用回阳救逆汤温之。

---

① 咽：原作“烟”，据醉耕堂本改。

厥阴经见症法

烦满囊拳者，是足厥阴肝经受症。假如先起消渴烦满者，本病；已后舌踡囊缩者，标病。亦有寒热而喘，不可概作热治。大要烦满囊拳消渴者，属热；口吐涎沫，不渴厥冷者，属寒。若似疟不呕，清便者，必自愈。

本经用药法

此经藏血荣筋，非芍药甘草不能滋养。如消渴烦满，舌踡囊缩，大便实，手足乍冷乍温，脉来沉实者，外虽微冷，内有实热，是热邪传入厥阴之症也，宜用承气汤下之。如口吐涎沫，或四肢厥冷不温，过乎肘膝，不渴，小腹绞痛，呕逆自利，怕寒肢痛，小便清利，脉来沉迟者，是厥阴自中真寒症也，急用茱萸四逆汤温之，即回阳救急汤，自有加减法。

合病并病论

赵嗣真[①]曰：愚尝疑合病并病之难明也久矣，今始释[②]之。合病者，二阳经或三阳经同受病，病之不传者也。并病者，一阳经先病，又过一经，病之传者也。且如太阳阳明并病一症，若并而未尽，是传之未过，尚有表症，仲景所谓太阳症不罢，面色赤，阳气拂郁[③]在表，不得发越，烦躁短气是也，犹当汗之，麻黄桂枝各半汤。若并之已尽，是为传过，仲景所谓太阳症罢，潮热手足汗出，大便硬而谵语者是也，法当下之以承气

---

① 赵嗣真：元末明初医学家，撰《活人百问释疑》。

② 释：消除，消散。

③ 拂（fú浮）郁：本义为忧郁，此处引申为阳气郁结。拂，通“怫”。汉焦赣《易林·比之咸》：“杜口结舌，心中拂郁，去菑患生，莫所冤告。”

汤。是知传则入腑，不传则不入腑。所以仲景论太阳阳明合病，止出三症如前；于太阳阳明并病，则言其有传变如此也。又三阳互相合病，皆自下利。仲景谓太阳阳明合病，则主以葛根汤；太阳少阳合病，主以黄芩汤；少阳阳明合病，主以承气汤。至于太阳少阳并病，其症头项强痛目眩，如结胸心下痞硬，当刺大椎、肺腧、肝腧，不可汗下。但三阳合病，仲景无背强恶寒语句，虽别有口燥渴，心烦，背微恶寒，乃属太阳症，而非三阳合病也。三阳若与三阴合病，即是两感，所以①三阴无合病例也。

三阳合病

太阳阳明者，本太阳病，若汗，若下，若利小便，无津液，胃中燥，转属阳明，大便难，为脾约是也。若恶寒，升麻葛根汤；不恶寒反恶热，白虎汤；谵语者，调胃承气汤；喘而胸满者，不可下，麻黄汤。

太阳少阳者，本太阳病，不解，转入少阳，头项强急，胁下硬满，干呕不能食，目眩，往来寒热，脉沉紧者，小柴胡汤。

少阳阳明者，本少阳病，因发汗利小便后，胃中燥实，大便难，属②调胃承气汤。

正阳阳明者，乃胃家风盛气实也，大柴胡汤、大小承气汤选用。

三阳合病，腹满身重，难以转侧，谵语遗尿，口中不仁，白虎汤。口干舌燥不仁，背恶寒，同太阳阳明、少阳阳明、正

① 以：醉耕堂本作“谓”。
② 属：醉耕堂本无此字。

阳阳明，无表症者，俱可下。惟恶寒者，为太阳阳明合病，未过经为属表，可发汗。盖在经则汗，过经则下也。

阳明少阳合病，必下利，其脉不负者顺，负者逆也，互相克贼，名曰负。脉滑而数者，有宿食也，当下之，大承气汤。

风伤卫寒伤荣辨

风则伤卫气，寒则伤荣血者，缘气本属阳，风属阳，阳则从阳，故伤卫气。阳主开泄，皆令自汗，故用桂枝汤辛甘①温之剂，以实表。血本属阴，寒属阴，阴则从阴，故伤荣血。阴主闭藏，皆令无汗，故用麻黄汤轻扬之剂以发表。正所谓水流湿，而火就燥，云从龙，而风从虎，各从其类者是也。

时行为病论

时行者，春应暖而反大寒，夏应热而反大凉，秋应凉反而大热，冬应寒反而大温，此非其时而有其气，是以一岁之中，长幼病多相似，此皆时行不正之气使然，名曰疫病。春感寒，邪在肝，升麻葛根解肌汤。夏感寒，邪在心，调中益气汤。秋感湿，邪在肺，白虎加苍术汤；发黄，茵陈五苓散。冬感寒，邪在肾，名曰冬温，栝蒌汤。瘟疫通用人参败毒散。

春分以至秋分节前，天有暴寒者，皆为时行寒疫，宜用升麻葛根汤。

又有四时之正气，本邪为病，如春伤于风，夏必飧泄②；夏伤于暑，秋必疟痢；秋伤于湿，冬必咳嗽；冬伤于寒，春必

① 甘：原作“耳”，据醉耕堂本改。
② 飧（sūn 孙）泄：指大便泄泻清稀，并有不消化的食物残渣。

温病。皆当据脉看症，按时令而治之。

伤寒不拘日数论

初得伤寒一二日，至十三日，若有一毫头痛恶寒者，每日如此，不论日数多少，尚有表症未解，犹当微汗，不可攻里。若攻之，则为结胸等症。

一二日头痛恶寒皆除，便觉胸中绕脐痛，腹满闷，大便闭，渴而不恶寒，返①怕热，潮热自汗，谵语，揭去衣被，扬手掷足，发狂，脉沉有力，是热入里也。不拘日数，便可用通利下药无疑。

五六日但头汗出，身无汗，齐颈而还，小便自利，渴欲饮水浆，此瘀血症也，宜犀角地黄汤、桃仁承气汤、抵挡汤。看上下虚实，犀角地黄汤治上，桃仁承气汤治中，抵挡汤丸治下。

七八日未得汗，大便闭，发黄生斑②，谵语而渴，越婢桃仁汤主之。

八九日已经汗下，脉尚洪数，两目如火，五心烦热，狂叫欲走，三黄石膏汤主之。

伤寒识症内外辨

大抵治伤寒必须识症，先察阴阳表里虚实寒热亲切③，复审汗吐下温和解之法，治之庶无差误。

先看两目，如目眦黄，必为欲愈之病，眼胞忽陷，目睛直

① 返：通“反”。北宋苏舜钦《诣匦疏》云：“是何灾变之作，返过之邪?”

② 斑：原作“癍”，据醉耕堂本改。

③ 亲切：切近；贴切。

视者难治。开目欲见人属阳，闭目不欲见人属阴。目睛不明，神水已竭，不能照物者难治。

次看口舌有无胎①状，如见舌滑白色者，邪未入里，属半表半里症，为热，宜小柴胡和解。舌上黄胎者，胃腑邪热甚也，宜下之，调胃承气汤。大便燥实，脉沉有力而大渴者，方可下；便不实，脉不沉，微渴者，未可下，宜小柴胡汤。舌上黑胎生芒刺者，是邪热已极，肾水克心火，十有九死，急用大承气汤下之无疑。

又次以手按其心胸至小腹有无痛处，若按之当心下硬痛，手不可近，燥渴谵语，大便实，脉来沉实有力为结胸症，急用大陷胸汤加枳壳下之，量人元气虚实，宜从缓治。若按之心胸虽满闷不痛，尚为在表，未入乎腑，乃邪气填乎胸中，小柴胡加枳桔以治其闷，如未效，本方对小陷胸，一服如神。若按之当心下胀满而不痛者，宜泻心汤加枳桔治痞满。若按之小腹痛，小水自利，大便黑，或身黄谵语燥渴，脉沉实者，为畜②血，桃仁承气下尽黑物则愈。若按之小腹胀满不硬痛，小水不利，五苓散加减利之，不可大利，恐耗津液。若按之小腹绕脐硬痛，渴，小水短赤，大便实者，有燥屎也，大承气汤下之。

再后问其大小便若何，及服过何药，方知端的，务使一一明白，症脉相对，然后下药无差。

---

① 胎：通“苔”。东汉张仲景《伤寒论·辨太阳病脉证并治下》：“舌上白胎滑者，难治。”

② 畜：同“蓄”。

伤寒看症法则

凡看伤寒，尺脉弱而无力，切忌汗下；寸脉弱而无力，切忌发吐，俱宜小柴胡汤和之。阳毒伤寒，服药不效，斑烂皮肤，手足皮俱脱，身如涂朱，眼珠如火，燥渴欲死，脉洪大有力，昏不知人，宜三黄石膏汤主之。

凡看伤寒，如烦渴欲饮水者，因内水消竭，欲得外水自救，大渴欲饮一升，止可与一碗，常令不足，不可太过。若恣饮过量，使水停心下，则为水结胸等症。射于肺为喘为咳，留于胃为噎为哕，溢于皮肤为肿，留[1]于下焦为癃，渗于肠间则为利下，皆饮水多之过也，又不可不与，亦不可强与。李知几云：若还不与，非其治，强饮须教别病生，正谓此也。

凡看伤寒，须问病人所苦所欲，饮食大便。若见吐蛔者，虽有大热，忌下凉药，犯之必死。盖胃中有寒，蛔入上隔[2]，大凶之兆，急用炮干姜理中汤，加乌梅二个，花椒十粒，煎服。蛔安，却以小柴胡汤退热。盖蛔性闻酸则静，见苦则安也。

凡看伤寒，若经十余日以上，尚有表症，宜汗者，与羌活冲和汤微汗之。十余日，若有里症，宜下者，可与大柴胡汤下之。若表症尚未除，而里症又急，不得不下者，以大柴胡通表里而缓治之。又老弱及血气两虚之人，有下症者，亦用大柴胡汤下之，不伤元气。如年壮力盛者，不在禁例。

凡看伤寒，若汗下后，不可偏用参芪太补，宜用小柴胡加减和之。若太补，使邪气得补而热愈甚，复变生他症矣。所谓

① 留：醉耕堂本作“积”。
② 隔：通“膈”。春秋《管子·水地》：“脾生隔，肺生骨。”

治伤寒无补法也。如鲁[①]经汗下后，果是虚弱之甚，脉见无力者，方可用甘温之剂补之。其劳力感寒之症，不在禁补之例，从病制宜。

凡看伤寒，惟阴症最难识。自然阴症，人皆可晓，及至反常，则不能知。如初病身不热，头不痛，就便怕寒，手足厥冷，好静沉默，不渴，呕吐，泄利腹痛，脉来沉细无力，人共知为直中阴症矣。至于发热面赤，烦躁不安，揭去衣被，饮冷，脉大无力，人皆不识，认作阳症，误投寒药死者多矣。不知阴症，不分热与不热，须凭脉下药，至为切当；不问浮沉大小，但指下无力，按至筋骨全无力者，必有伏脉。不可与凉剂，服之必死，急与五积散，一服通解表里之寒，随手而愈。若内有沉寒，必须姜附以温之，切忌发泄。脉虽洪大，按之无力，重按全无，便是阴症。若用寒药治之，则渴愈盛，而燥愈急，岂得生乎？此取脉不取症也，极要仔细。

凡看伤寒，有口沃[②]白沫，或唾多流冷涎，俱是有寒，吴茱萸汤、理中、真武汤之类。看轻重用，切忌凉药，杂病亦然。或用甘温药补元气，四君子汤加附子一片，血虚用仲景八味丸。

凡看伤寒，且要识各经中死症、死脉亲切，须一一理会，免致临病疑惑。但见死症，便以脉参之。如果有疑，切莫下药，不可强治。若不量力，见利而动，卤[③]莽用药，视人命若弁

---

① 鲁：鲁莽，轻率。

② 沃：本义为润泽，此处引申为涌出。

③ 卤：通“鲁”。唐代杜甫《空囊》诗：“世人共卤莽，吾道属艰难。”

毛①，决有天灾，极当戒之戒之。

贯 珠 篇

交霜降至春分，冬月发病者，为正伤寒。表症见者，用辛热之药大发汗；里症见者，用寒凉之药急攻下，此与非时伤寒不同。

交春分至夏至前，有头痛发热，不恶寒而渴者，名温病。用辛凉之药，微解肌，不可大发汗；里症见者，用寒凉之药急攻下。若误下之，未必为害；误汗之，变不可言。

交夏至后至交秋前，有头痛，发热不恶寒而渴，名温病。愈加热者，名热病。止用辛凉之药微解肌，不宜大发汗；里症见者，用大寒之药急攻下。

交秋后至霜降前，有头疼发热不恶寒，身体痛，小便短者，名温病。亦用辛凉之药加燥剂以解肌，亦不宜大发汗；里症见者，用寒凉之剂急攻下。

其春夏秋三时，有患头疼身热，亦有恶寒者，即是冒感非时暴寒之轻，非比冬时正伤寒之重，俱用辛凉之剂小发汗；里症见者，用寒凉之药急攻下。表症不与正伤寒同治法。

① 弁（biàn 变）毛：本义为古代男子行冠礼，先加缁布冠，次加皮弁，后加爵弁，三加后，即弃缁布冠不用，并剃去垂髦，理发为髻。喻弃置无用之物。弁，黑色布帽。毛，通“髦”。北宋《太平广记》：“白马黑毛，鞍下腋下回毛。”髦，垂下的长毛，此处指人眉际垂发。

卷之二

伤寒两感论

赵嗣真曰：仲景论两感为必死之症，而复以治有先后发表攻里之说继之者，盖不忍坐视而欲观其万一之可活也。《活人书》① 云：宜先救里以四逆汤，后救表以桂枝汤。殊不知仲景云：太阳与少阴俱病，则头疼，为太阳邪盛于表；口干而渴，为少阴邪盛于里也。阳明与太阴俱病，则身热谵语，为阳明邪盛于表；不欲食，腹满，为太阴邪盛于里也。少阳与厥阴俱病，则耳聋，为少阳邪盛于表；囊缩，为厥阴邪盛于里也。三阳之头疼、身热、耳聋，救表也，不可汗乎？三阴之腹满、咽干口渴、囊缩而厥，救里也，不可下乎？《活人书》引下利、身疼痛，虚寒救里之例，而欲施于烦渴、腹满、谵语、囊缩，热实之症，然乎？否乎？盖仲景所谓发表者，葛根、麻黄是也。所谓救里者，调胃承气是也。《活人书》却谓救里则是四逆，救表则是桂枝。今以救为攻，岂不相悖？若用四逆汤，是以火济火，而腹满、囊缩等证何由而除？脏腑何由而通？荣卫何由而行？六日死者，可坐而待也。吁！两感病故为不治之症矣，然用药之法，助正除邪之理，学者不素②定法于胸中，而徒执《活人》一书，则害人矣。

---

① 活人书：即《南阳活人书》。初名《伤寒百问》，北宋名医朱肱撰，刊于1108年，后经张蒇增补，改称《南阳活人书》。

② 素：预先。

伤寒传足不传手经论

伤寒传足经不传手经者，俗医之谬论也。盖人之充满一身，无非血气使然。自平旦会于膻中，朝行于手太阴肺经，以次分布诸经，行三百六十五骨节，明日寅时复会于手太阴也。血亦随气流布，运行不息，荣卫一身。所以一脉愆和[①]，则百脉皆病，理固然也。彼云传足不传手者，何据哉？请言其故。盖伤寒者，乃冬时感寒即病之名也。冬乃坎水用事，其气严寒，时则足太阳少阴正司其令。触冒之者，则二经受病，其次则足少阳厥阴继冬而司春令，而亦受伤，何也？盖风木之令，起于大寒节，正当十二月中，至春分后，方行温令，故风寒亦能伤之。足阳明太阴，中土也，与冬时无预，而亦伤之，何也？曰：土无定位，寄旺于四季，能终始万物，则四时寒热温凉之气，皆能伤之也。况表邪传里，必归于脾胃而成燥粪，用承气汤下之，则胃气和矣。手之六经，主于夏秋，故不伤之；足之六经，盖受伤之方分境界也。若言伤足不伤手则可，以为传足不传手则不可也。况风寒之中人，荣卫昼夜循环，无所不至，岂间于手经哉！尝观《此事难知》[②] 曰：伤寒至五六日间，渐变神昏不语，或睡中独语一二句，目赤唇焦，舌干不饮水，稀粥与之则咽，不与则不思，六脉沉数而不洪，心下不痞，腹中不满，大小便如常。或传至十日以来，形如醉人，此热传手少阴心经也。然未知自何经而来，曰：本太阳伤风，风为阳邪，阳邪伤卫，

---

① 愆（qiān 千）和：失和。

② 此事难知：元代医家王好古所撰，刊于1308年。

阴血自燥，热畜膀胱，壬病逆于丙，丙丁兄妹，由是传心①，心火自上而逼肺，所以神昏也，栀子黄芩黄连汤。若在丙者，导赤散。在丁者，泻心汤。若脉浮沉俱有力，是丙丁中俱有热，用导赤、泻心各半服之。此膀胱传丙，足传手经也。又谓之腑传脏也，下传上也，表传里也。壬传丁者，乃坎传离也，名曰越经传。气逆而喘者，非肺经乎？如谓不然，何仲景桂枝、麻黄二汤乃心肺药也？

伤寒言症不言病论

夫伤寒言证不言病者，症之一字，有明证、见证、对证之义存焉。盖人之心肝脾肺肾，在人身中，藏而不见，若口鼻耳目，则露而其②见者也。五脏受病，人焉能知之，盖有诸中必形诸外，肝有病则目不能视，心有病则舌不能言，脾有病则口不知味，肺有病则鼻不能闻香，肾有病则耳不能听声。以此言之，则症亦亲切矣。况风寒之中人，受之必有经络部分。一或伤之，本经之症见矣，更能以脉参之，庶无差忒③也。吾故曰：伤寒言症耳，如太阳伤寒为表之标，其经行身之后，从头下至足，则头项痛、腰脊强之症见于项背也，恶寒症亦在表。盖伤寒恶寒，伤风恶风，太阳为寒水之经，凡见恶寒，便为在表，

---

① 壬病……由是传心：足太阳膀胱经病逆传于手太阳小肠经，小肠经与手少阴心经相表里，由此而病传入心经。壬、丙、丁，膀胱经、小肠经、心经。《素问·藏气法时论》将天干与脏腑经络相配，甲属胆，乙属肝，丙属小肠、三焦，丁属心、心包，戊属胃，己属脾，庚属大肠，辛属肺，壬属膀胱，癸属肾。

② 其：《六书》万历本作“共”。

③ 差忒：差错；误差。

最为的当[1]。传至阳明之经，则不恶寒，便不宜发表，如有一毫头痛恶寒，尚在太阳，便是表症。未罢，不可攻里。故戒曰：发表不开，不可攻里。此事不明，杀人甚速。又曰：凡呕者，不可下。经曰：呕多，虽有阳明症，不可攻，攻之为逆；心下硬者，不可下，切宜仔细。阳明经为表之里，其经行身之前，夹鼻络于目，故目痛鼻干不眠。少阳经行身之侧，为半表半里，始于目锐眦，循胁络于耳，交于膻中两耳正中，故胸胁痛而耳聋，此三经病之易见盖如此，更当诊脉参之。若太阳经则有二证，一为伤寒，一为伤风，通[2]宜发而散之。若在阳明，则脉微洪而长，此非表非里，而为在经，宜解肌。少阳经，则脉弦数，不浮不沉，在半表半里之间，宜从中治。若脉不浮而沉实有力，此为表证罢而里证具，热入阳明之本，宜泄去其胃中实热而愈矣。若老弱产虚，或带表症，必须下者，用大柴胡汤。若脉沉迟微弱无力，则又为阴症，宜温而不宜下也，谨之慎之。

正伤寒及温暑暴寒劳力时疫治各不同辨

夫伤寒者，因冬时触冒寒邪即病之，名为正伤寒，乃有恶寒头痛发热之症，故用桂麻二汤发散表中寒邪而愈。如表症除而反怕热，谵语燥渴，大便闭者，以法下之，大便通而愈矣。其余春夏秋三时，虽有恶寒身热，头痛亦微，即为感冒非时暴寒之轻，非若冬时正伤寒之重也。如冬时感寒而不即病，至三时各随时气变而为温为热者，因温暑将发又受暴寒，故春变为温病，既变之后，不得复言为寒矣。所以仲景有云：发热不恶

---

① 的当：恰当，稳妥。
② 通：全部。

寒而渴者，温病也。暑病亦然。比之温病，尤加热焉。治温暑者，大抵不宜发汗，过时而发，不在表也，其伏寒至夏，又感暴寒，变为暑病，暑病者即热病也，夏火当权而言暑字。缘温热二症，从冬时伏寒所化，总曰伤寒，所发之时既异，治之不可混也。此三者皆宜用辛凉之剂以解之，辛凉者，羌活冲和汤是也，兼能代大青龙汤，治伤寒见风、伤风见寒为至稳。又伤寒汗下后过经不愈者，亦温病也，已经汗下，亦不在表，随病制宜。又有辛苦劳役之人，有患头痛恶寒身热，加之骨腿酸痛，微渴自汗，脉浮大而无力，此为劳力感寒，用补中益气兼辛温之剂为良。经云：温能除大热，正此谓也。若当和解者，即以小柴胡加减和之，切忌大发汗，下证见者即以本方加大黄微利之，切勿过用猛烈，其害非细。疫疠者，乃时行不正之气，老幼相染。缘人正气既虚，邪得乘机而入，与前温暑治又不同。表症见者，人参败毒散。半表半里者，小柴胡汤。里症具者，大柴胡汤下之，兼以脉诊，以平为期。与夫疟痢等证，亦时疫也，照常法例治之。

伤寒寒热论

赵嗣真曰：《明理论》[1] 云：往来寒热者，邪正分争也。邪气之入者，正气不与之争，则但热而无寒。若邪正分争，于是寒热作也。盖寒邪为阴，热邪为阳，里分为阴，表分为阳，邪之客于表也，为寒邪与阳争，则为寒矣。邪之入于里也，为热邪与阴争，则为热矣。若邪在半表半里之间，外与阳争而为寒，

---

① 明理论：即《伤寒明理论》。书名。金代医家成无已撰，约刊于1156年。

内与阴争而为热。表里之不拘，内外之无定，由是寒热且往且来，日有至于三五发，甚者十数发也。若以阴阳二气相胜，阳不足，则先寒后热；阴不足，则先热后寒，此则论杂病，阴阳二气自相乘胜然也，非可以语伤寒也。

热在皮肤寒在骨髓论

按河间[①]言恶寒为寒在表，或身热恶寒，为热在皮肤，寒在骨髓者。皆误也。《活人书》亦以此为表里言之。故赵氏曰：详仲景论止分皮肤、骨髓而不曰表里者，盖以皮脉肉筋骨五者，《素问》以为五脏之合，主于外而充于身也，惟曰脏曰腑，方可言表里。可见皮肤即骨髓之上，外部浮浅之分；骨髓即皮肤之下，内部深沉之分，与经络属表、脏腑属里之例不同。况仲景出此例症与太阳首篇，其为表症明矣。是知虚弱素寒之人，感邪发热，热邪浮浅，不胜沉寒，故外怯而欲得近衣，此所谓热在皮肤，寒在骨髓，药用温辛。至于壮盛素热之人，或酒客[②]辈，感邪之初，寒未变热，阴邪蔽其伏热，阴凝于外，热蓄于内，故内烦而不得近衣，此所谓寒在皮肤，热在骨髓，药用温凉必矣。一发之余，表解里和，此仲景不言之妙。若以皮肤为表，骨髓为里，则麻黄汤症，骨节疼痛，其可名为有表复为有里之症耶。

脏腑表里论

上云曰脏曰腑，可言表里皮肤骨髓，不可分表里然矣。不

---

① 间：原作“涧”，据醉耕堂本改。

② 酒客：嗜酒之人。

知表者，阳也，外也，头也，上也。里者，阴也，内也，腹也，下也。何言之？夫人之一身，负阳抱阴而生，故太阳行乎身之背，故见证则头痛脊强，其属表不待言矣。少阳行乎身之侧，故见证则耳聋胁痛，属半表半里之间。至于阳明，则行乎身之前矣，上络乎目鼻，故见症则鼻干不眠，是为初阳明在经，明其未入乎腑也；下贯乎腹，故见证则内实，是为正阳明在腑，明其未入乎脏也，是以均谓之表也。夫一阳明也，有在经在腑之异者，阳得兼阴也，阳明在腑，即为传少阴之本，一传少阴，即为入脏矣，入脏即属乎阴矣，方可谓之里矣。表里岂以皮肤、骨髓分哉。

三阳传经论

《内经》云：太阳则头痛身热脊强，即继之曰阳明，则目痛鼻干不眠，后乃曰少阳，则耳聋胁痛，寒热呕而口为之苦。是三阳传经，先太阳，次阳明，后少阳也。古今论伤寒者皆宗焉，未有矫其非者。夫太阳行乎身之后，阳之表也；阳明行乎身之前，阳之里也；少阳行乎身之侧，半表半里也。如前所云先太阳，次阳明，后少阳，然则传经次第，焉有传里已后，方传于半表半里者哉！大概人身经络，由表而里，病之①见症，由浅而深，必先太阳，次少阳，后阳明。自表而渐入于里，自然之次第也。若入里后复传于半表半里者，岂理也哉。余固不敢云《内经》所云者非是，但求之吾心觉有未安，故不得不据人身之经络从而正之，但不知世之论者，以余之言为然耶，否耶？

---

① 病之：此后至“阴毒论”篇名原脱，据醉耕堂本补。

三阴无传经论

凡三阳邪热，自三阳传至三阴脏腑，入里为尽，无所复传，故言无传经也，如再传者，是足传手经也。

阴 症 论

初病无热，便四肢厥冷，或胸腹中满，或呕吐腹满痛下利，脉细无力，此自阴经受邪，即真阴症，非从阳经传来，便宜温之，不宜少缓。经云：发热恶寒者发于阳也，无热恶寒者发于阴也，治宜四逆汤。

凡腹满呕吐腹痛，皆是阴症，只有微甚不同，治难一概。腹痛不大便，桂枝芍药汤；腹痛甚，桂枝大黄汤。若自利腹痛，小便清白，便当温之，理中四逆。看微甚用，轻者五积散，重者四逆汤，无脉者通脉四逆汤，使阴退而阳复也。

阴 毒 论

王海藏①曰：阴毒本因肾气虚寒，复因欲事，或食生冷物而后伏阴，内既伏阴，外又伤寒，或先感外寒，而后伏阴，内外皆阴，则阳气不守，遂发阴毒，身重眼睛疼，身体倦怠，四肢厥逆冷，额上及身皆冷汗不止，或多烦渴发热，精神恍惚，如有所失。二三日间，或可起行不甚重，诊之则六脉沉细而疾，尺部短小，寸口或无。若服凉药则渴转甚，燥转急，有此症者，极是难认，极宜仔细，急服还阳退阴之药则安。惟补虚和气而

① 王海藏：即王好古。元代医学家，字进之，号海藏，赵州（今河北省赵县）人，撰《阴证略例》。

已，阴症不宜发汗，如气正脉大，身热未瘥，用药发汗无妨。

阴毒病手足指甲皆青，脉沉细而急者，四逆汤；无脉者，通脉四逆汤。阴毒甘草汤，脐中以葱熨，气海、关元着艾灸二三十壮，仍用温和补气之药，通其内外，以复阳气。若俱不效，死症也。

气海穴在脐下一寸五分，治阴厥脉微绝者。

关元穴在脐下三寸，治脏结不可攻者，及阴汗不止，腹胀肠鸣，面黑指甲青者，宜灸百壮。

伤寒伏脉辨

夫头痛发热恶寒，或一手无脉，或两手全无者，庸俗以为阳症得阴脉，便呼为死证不治。不知此因寒邪不得发越，便为阴伏，故脉伏必有邪汗也，当攻之。又有伤寒病至六七日以来，别无刑克症候，或昏沉冒昧，不知人事，六脉俱静，或至无脉，此欲正汗也，勿攻之。当攻者，发汗，冬用麻黄汤，三时羌活冲和汤。勿攻者，止汗，五味子汤。遇此症者，还当视其人之精神何如耳。

阳厥阴厥辨

阴阳二厥，治之一差，死症立判。夫阳厥者，先自三阳经气分，因感寒邪，起于头疼发热恶寒，已后传入三阴血分，大便燥实，谵语发渴，扬手掷足，不恶寒反怕热，脉沉有力，此是传经热证，人人知之。至于阳极发厥，不恶热反怕寒，四肢厥冷，或时乍温者，谓之阳厥，即阳厥似阴也，外虽有厥冷，内有热邪耳。盖因大便结实失下，使血气不通，故手足乍冷乍温也，如火炼金，热极金反化水，厥微热亦微，宜四逆散；厥深热亦深，宜大承气汤。正谓亢则害其物，承乃制其极也。若医人不知，疑是阴厥，复进热药，殆①如抱薪救火矣。阴厥者，因三阴经血分，自受寒邪，初病无身热，无头疼，就便恶寒，四肢厥冷，直至臂胫以上，过乎肘膝不温，引衣踡卧，不渴兼或腹疼吐泻，或战栗，面如刀刮，口吐涎沫，脉沉迟无力，此为阴经直中真阴寒症，不从阳经传入，谓之阴厥也。轻则理中汤，重则四逆汤温之，切勿误也。

寒热二厥辨

或曰：人之手足，乃胃土之末。凡脾胃有热，手足必热；脾胃有寒，手足必冷，理之常也。惟伤寒乃有厥深热亦深、厥微热亦微之论，何也？曰：胃寒则手足冷，胃热则手足热，此病之常也。若亢极则变，不可以常道拘也，盖亢则害，承乃制，火气亢极反兼水化，故有此象耳。阴阳反覆，病之逆从，未可以常理论也。凡经言厥逆、厥冷、厥寒、手足寒冷等语，皆变文耳，不可以论轻重。若言四肢则有异也，亦未可纯为寒证。若厥冷直至臂胫以上，则为真寒无疑矣，急用姜附等药温之，少缓则难疗矣。谓其寒上过乎肘，下过乎膝，非内有真寒达于四肢而何。然更当以脉并所兼之症参之，庶无误也。凡看伤寒，不可以厥逆便断为寒，必须以脉兼症参之，方知端的。如手足厥逆，兼以腹痛腹满，泄利清白，小便亦清，口不渴，恶寒战栗，面如刀刮，皆寒症也。若腹痛后重泄利稠粘，小便赤涩，渴而好饮，皆热症也，宜详审之。

① 殆：大概，几乎。

伤寒变温热病论

赵嗣真曰：按仲景论，谓冬月冒寒，伏藏于肌肤而未即病，因春温气所变则为热。夫变者，改易之义也。至此则伏寒，各随春夏之气，改变为温为热。既变之后，不得复言其为寒也，仲景所谓春分已后，秋分节前，天有暴寒，为时行寒疫是也。三月四月，其时阳气尚弱，为寒所折，病热则轻。五月六月，阳气已盛，为寒所折，病热则重。七月八月，阳气已衰，为寒所折，病热亦微。是知时行寒疫与温热二病，所论阳气盛衰，时月则同。至于论暴寒之寒与伏寒已变之寒，自是相违，名不正则言不顺矣。仲景又云：其病与温及暑病相似，但治有殊者，要在辨其病源寒热温三者之殊，则用药之冷热判然矣。

温　病　论

问曰：伤寒温病，可以脉辨。答曰：温病乃是冬时感寒所得也，至春变为温病耳。伤寒汗下不愈而过经，其症尚在而不除者，亦温病也。经曰：温病之脉，行在诸经，不知何经之动，随其经之所在而取之。如太阳症头痛恶寒，汗下后过经不愈，诊得尺寸俱浮者，太阳病温也。如身热目疼，汗下后过经不愈，诊得尺寸俱长者，阳明病温也。如胸胁痛，汗下后过经不愈，诊得尺寸俱弦者，少阳病温也。如腹满咽干，诊得尺寸俱沉细，过经不愈者，太阴病温也。如口燥舌干而渴，诊得尺寸俱沉，过经不愈者，少阴病温也。如烦满囊缩，诊得尺寸俱微缓，过经不愈者，厥阴病温也。是故随其经而取之，随其症而治之。如发班，乃温毒也。治温大抵不宜发汗，过时而发，不在表也；已经汗下，亦不在表也。经曰：发热不恶寒，而反渴者，温病也。其热自内达外，无表症明矣。

暑病论即热病

伤暑与伤寒俱有热，若误作伤寒治之，则不可。盖寒伤形，热伤气，伤寒则外恶寒而脉浮紧，伤暑则不恶寒而脉虚，此为异耳。经曰：脉盛身寒，得之伤寒；脉虚身热，得之伤暑。治宜小柴胡汤，渴加知母、石膏，或人参白虎汤。天从淫雨，湿令大行，苍术白虎汤。若元气素弱而伤之重者，清暑益气汤治之。

伤寒标本论

病有标本，标本不明，处方何据。原夫六气为本，三阴三阳经为标；病气为本，脏腑经络受病为标；先受病为本，次受病为标。且如尺寸俱浮者，太阳受病也，其经标本，膀胱小肠也。膀胱寒水为本，其脉循脊，上连风府，故头痛脊强。小肠为标，主发热其正冬月时。在本者麻黄汤，在标者桂枝汤，余三时冲和汤。尺寸俱长者，阳明受病也，其经标本，大肠与胃也，大肠为标，胃为本。大肠与肺为表里，但发热，解肌汤；本脉络鼻循目，故目痛鼻干不眠，虚则汗解，实则大柴胡、承气汤选用。尺寸俱弦者，少阳受病也，其经标本，三焦与胆也，三焦相火本也，游行一身，故微热。足胆标也，其脉循胁络耳，故耳聋胁痛；寒热呕而口苦，缘胆无出入之路，故从中治，用小柴胡和解而愈。尺寸俱沉者，太阴受病也，其经标本，肺与脾也。肺标脉循咽，脾本湿土，故腹满咽干，当从本治，宜泄，大柴胡承气汤。尺寸俱微沉者，少阴受病也，其经标本，心与肾也。君火为本，心苗在舌，故舌燥。标肾脉循肺主口干，故口干舌燥。在标者，故身冷，治主姜附；在本者，宜下，三一承气，看微甚而用之。尺寸俱微缓者，厥阴受病也，其经标本，肝与心包络也。风木为本，下循阴器，故囊缩，标心包络系舌，故舌卷，大抵温之四逆辈。其三阴经若从阳分传来者，下之，庶不误也。

伤寒六经变症

夫六经传变所由，必须朝夕记诵，庶不差认。且如郑声者，手足郑重，冷而为虚也。谵语有虚有实，虚则失血亡阳，实则内热便闭。脾约者，大便硬而小便利，水谷不化，脏寒也。久利不止，曰肠癖。伤寒十三日不好，曰过经。吐长蛔，曰蛔厥。阴厥发燥，曰阴燥，阴症似阳也。手足冷者谓之厥。指头微寒，清之踪。汗吐下温不好，曰坏症。又若何为逆？逆变有四，或变为温疟，或变为风温，或变为温毒，或变为瘟疫，此四者是也。发汗出不止，曰漏风，亦为亡阳。大下损血，为亡阳。阳症汗出不止，曰亡阳。大衄取汗发谵者，曰亡阳。大抵背无汗，其有汗者，曰亡阳。三月至夏方发，为晚①发。冬感寒而春发者，曰温病。非时暴寒伏于少阴之经，咽痛下利，名曰肾伤寒。发汗后身灼热者，曰风温，名中暍②。感四时不正之气，老幼相似者，为疫疠。病瘥后劳伤而发者，曰劳复。病瘥后多食而发者，曰食复。病瘥后余热未去者，曰遗热。吐利交作，曰霍乱。鼻中出血，曰衄。逆咳者，曰嗽。干呕者，曰哕。大便挟寒下利，曰肠垢。大便坚硬，曰鞭。心振寒而动，曰悸。渴饮

① 晚：原作“脱”，据《六书》万历本改。
② 中暍（yē 耶）：中暑。暍，暑热。

水而吐，曰水逆。心中恼乱不安而闷者，曰懊侬[1]。皮肤不知痒痛者，曰不仁。振掉而动，曰肉瞤[2]。筋惕脐下有动气，曰奔豚。上有吐者，曰涌之。下利者，曰泄之。手足挛搐者，曰瘛疭。四肢风病，曰末疾。厥而下利，当不食反能食者，曰除中。三阴无合病，三阳俱病者曰合病。二阳先病，后一阳自病曰并病。凑泄之所，曰腠曰理。

伤寒见证识病法

伤寒之病，从表入里，里必达外，见证识病，庶可无误。且如头痛项强者，太阳症也。头摇者，里病也。头汗者，里有瘀血，必发黄也。面戴阳者，下虚也。面惨不光，伤寒也；面光不惨，伤风也。面上乍黑乍白，唇口生疮，狐惑也。面如锦纹者，阳毒也。口难言，血少也。舌上有白胎黄胎，内热也；或黑者，热极也。鼻燥漱水不下，或目瞑，溺血也。目睛黄，小肠热也。懊侬者，胃虚也。喜恶如狂，畜血也。肉瞤筋惕，汗下虚也。身如被杖，阴毒也。一身尽痛，多眠，或微肿难转者，风湿也。身目俱黄，湿热疸病也。身如虫行，表虚也。背恶寒，阴胜寒也。不眠，因汗下多而神虚也。坐而伏者，短气也。下利清谷，内寒也。咽中生疮，上实下虚也。舌上生刺，热甚也。利者，热盛也。叉手冒心，因汗多而血虚也。腹满手足温者，邪入太阴也。舌踡囊缩，邪入厥阴也。

正治逆治从治反攻寒热辨

寒热真假，不可不知；正治逆治，岂可不辨。假如热病服

---

① 懊侬（náo 挠）：原作“侬懊”，据醉耕堂本乙正。

② 瞤（shùn 顺）：原作“润”，据醉耕堂本改。

寒药而热不退，后用热药而热方退；寒病服热药而寒不退，后用寒药而寒方退，此为从治也。从治者，反攻也。治热病以寒药而愈，治寒病以热药而愈，此为逆治也。逆治者，正治也。且反攻之法，人亦难晓。假如寒病服寒药而愈者，此阳极变阴，热极反得水化也；热病服热药而愈者，此阴极变阳，寒极反得火化也，盖物极则反也。

论阴分发热为反并用温汗法

赵嗣真曰：详仲景发汗汤剂，各轻重不同，如麻黄、桂枝、青龙、各半、越婢等汤，各有差等。至于少阴发汗，二汤虽同用麻黄、附子，亦有加减轻重之别，故以加细辛为重，加甘草为轻，辛散甘缓之义也。其第一症，以少阴本无热，今发热，故曰反也。其发热为邪在表而当汗，反兼脉沉属阴而当温，故以附子温经，麻黄散寒，而热须汗解，故加细辛，是汗剂之重者。第二症，既无里寒之可温，又无里热之可下，其所以用麻黄、附子之义，则是脉亦沉，方可曰少阴病；身亦发热，方可行发表药。又得之二三日病尚浅，比之前证亦稍轻，故不重言脉症，而但曰微发汗，所以去细辛加甘草，是汗剂之轻者。向使①脉不沉，身不热，又无他症，是无病人也，又何药焉。仲景本分作两症，以别汗剂之轻重，《活人书》却于第二症中，除去无症两字，改作当见少阴热无阳症者，如经云心中烦不得眠，或咽疮声不出者，或咳而呕渴，或口燥咽干，或腹胀不大便，数症皆是也。夫岂麻黄附子甘草汤发汗剂，所可治耶。抑又有闻焉，麻黄附子细辛汤为治少阴病脉沉反发热者用也，而仲景

① 向使：假使。

又有四逆汤治太阳病之发热反脉沉者，均谓之反也。仲景云：病发热头痛，脉反沉，若不瘥，身体疼痛者，当救其里，宜四逆汤。此症出太阳篇。又云少阴病始得之，反发热，脉沉者，麻黄附子细辛汤，此症出少阴篇。切详太阳病发热头痛，法当脉浮，今反沉，少阴脉沉，法当无热，今反热，仲景于此两症，各言反者，谓反常也。盖太阳病脉似少阴，少阴病证似太阳，所以谓之反，而治之当异也。今深究其旨，均是脉沉发热，以其有头痛，故谓太阳病，阳症当脉浮，今反不能浮者，以里虚久寒，正气衰微所致。又身体头痛，故宜救里，使正气内强，逼邪外出，干姜、生附，亦能出汗而解。假使里不虚寒，则当见脉浮，而正属太阳，麻黄症也，均是脉沉发热，以其无头痛，故名少阴病。阴病当无热，今反热，寒邪在表，未传在里，但皮肤腠理，郁闭为热，而里无热，故用麻黄细辛以发表间之热，附子以温少阴之经。假使寒邪入里，则外必无热，当见吐利厥逆等证，而正属少阴，四逆汤症也。由此观之，表邪浮浅，发热之反犹轻；正气衰微，脉沉之反为重。此四逆汤为剂，不为不重于麻黄附子细辛汤也。又可见熟附配麻黄，发中有补；生附配干姜，补中有发，仲景之旨微①矣。嗟夫，常病用常法，夫谁不知。设有症变者，或脉变者，往往疑似参差，必欲以常法例治之惑矣。如仲景所论太阳少阴两证，脉沉发热虽同，而受病与用药自别，此实症治之奇异，医法之玄微，故并及之。

急下急温法

凡言急下急温者，盖病势已迫，将有变也，非若常病可缓。

① 微：精深；精妙。

如少阴属肾水，若口燥咽干而渴，乃热邪内炎，肾水将绝，故当急下，以救将绝之水。阳明病，腹胀硬痛，不大便，土胜水也，当急下之。阳明属土，汗多热盛，恐胃汁干，急下以存津液。腹满痛为土实，急当下之。热病目不明，热不止者死。目睛不明，肾水已竭，不能照物，则危矣，急须下之。少阴急温有二症，内寒已甚，阳和之气欲绝，宜急温之无疑也。隔上有寒饮，干呕，不可吐，急温之，四逆汤。脉沉微，急温之。少阴病自利纯清水，心下硬痛，口燥渴者，急下之，俱大承气汤。

伤寒见坏症辨

伤寒死症，一一须明，生死不明，将何措手。且赤斑者五死五生，黑斑者十死一生。阳症热不退，见阴脉者，死。发少阳汗，动厥阴血者，厥竭而死。发左右动气汗者，死。发风湿者，死。发阴阳毒，过六七日，死。大发湿家汗成痓，热而痓者，死。发热，发少阳汗，谵语者，死。发温家汗，为重暍者，死。两感伤寒者，死。大汗后，身热愈甚，为阴阳交者，死。结胸症悉具，烦躁者，死。狂言不食者，死。发厥肌冷，而发燥无时得安者，曰脏厥而死。结胸舌上生胎，为脏结者，死。上气咳逆不止，脉散者，死。舌卷囊缩者，死。少阴吐利，烦躁四逆者，死。少阴与阳明合病，下利脉长而大，名曰负，负者死。目乱无神气，目无精光者，死。男子病新瘥，妇人与之交，曰阳易。妇人病新瘥，男子与之交，曰阴易。男子阴肿小腹痛，妇人里急连腰股，眼昏四肢拘急，为女劳复者，死。厥利本不能食，反能食，曰除中者，死。伤寒七八日，大发热，汗出不止如贯珠，此本气衰者，死。爪甲青，为阳衰者，死。

循衣摸床撮空，卫气绝者，死。唇吻反青，四肢濈濈①，汗出漐习②，乃肝绝也，死。环口黧③黑，柔汗发黄，脾脉绝也，死。阳反独留，体如烟熏，直视摇头，心绝也，死。面黑狂言，直视遗尿，肾绝也，死。汗出发润，声如鼻鼾，肺绝也，死。身体如僵④，正气脱也，死。喘而不休，邪气胜也，死。水浆不下，胃气绝也，死。身体不仁，荣卫不行，脉浮而洪，身汗如油，乍静乍乱，命绝也夫。

用药大略

凡症有头痛恶寒，皆是伤寒，无则否也，何则？盖伤寒恶寒，伤食恶食，理自然也。冬时天气严凝，风寒猛烈，人触冒之，恶寒殆甚，故以桂枝等汤治之。其余时月虽有恶寒头疼之症，未若冬时之甚，皆宜辛凉之剂，通表里和之则愈矣。辛凉者何？羌活冲和汤是也。呜呼，此一方者，可代三方危险⑤之药如坦夷⑥，其神乎！过此则少阳阳明二经，在半表半里肌肉之间，脉亦不浮不沉。外症在阳明，则有目疼、鼻干、不得眠之症。脉似洪而长，以葛根汤、解肌汤、升麻汤之类治之。在少阳，则胸胁痛而耳聋，脉见弦数，以小柴胡汤加减和之。此二经不从标本，从乎中治。余尝以小柴胡加葛根、芍药治少阳

① 濈（jí急）濈：汗出貌。

② 汗出漐（zhí直）习：手足汗出颤抖。漐，汗出貌。习，鸟飞貌，喻手足颤抖。

③ 黧：原作“黎”，据醉耕堂本改。

④ 僵：原作“疆”，据乐道堂本改。

⑤ 险：原作“俭”，据醉耕堂本改。

⑥ 坦夷：平和。

阳明合病，如拾芥①。过此则传阳明之本为入里，大便燥实，其外症悉罢，谓无头痛恶寒也。脉见沉实不浮，谵语恶热，六七日不大便，口燥咽干而渴，轻则大柴胡汤，重则三一承气汤选用。病有三焦俱伤者，则痞、满、燥、实俱全矣，宜大承气汤，厚朴苦温以去痞，枳实苦寒以泄满，芒硝咸寒以润燥软坚，大黄苦寒以泄实去热，病斯②愈矣。邪在中焦，则有燥、实、坚三症，故用调胃承气汤，以甘草和中，芒硝润燥，大黄泄实，不用枳实、厚朴，以伤上焦虚无氤氲③轻清之元气，调胃之名，于此立矣。上焦受伤，则为痞实，用小承气汤，枳实、厚朴除痞，大黄泄实，去芒硝则不伤下焦血分之真阴，谓不伐其根也。若夫大柴胡汤，则有表邪尚未除，而里证又急，不得不下，只得以此汤通表里而缓治之。若老弱及血气两虚之人，不宜用此。三阳之邪在里为患，春夏秋有不头痛、恶寒而反渴者，此则温病也。暑病亦然，比之温病，尤加热焉，治宜加减小柴胡汤。盖此汤春可治温，夏可治暑，秋能润肺，又宜升麻葛根汤、解肌汤、败毒散。中暑而渴者，小柴胡石膏汤、人参白虎汤，看渴微甚而用之，无不效矣。若夫阴症，则别有治法，不在此例。

表里虚实用药寒温法

《四十八难》④曰：病之虚实，出者为虚，入者为实。盖表之真阳既虚，故阴邪已盛，出而乘阳，是以脉浮于外，其病在表，法当汗之。当其阴邪出表，脉浮于外之时，不可自惑以为

---

① 拾芥：喻轻易就能做到。芥，小草。
② 斯：则。
③ 氤氲（yīnyūn 因晕）：气机交会合和。
④ 四十八难：即《难经·四十八难》。

阳脉盛也。里之真阴既虚，故阳邪已盛，入而乘阴，是以脉入于内，其病在里，法当下之。当其阳邪入里，脉实于内之时，亦不可自惑以为阴脉盛也。是说非古人之言也，盖使人知如此之为阴盛，则抑阴而助阳；如彼之为阳盛，则抑阳而助阴。阴盛则邪出于外者，发表之药，当性温以助阳气，如桂枝汤之类是也。阳盛则邪入于内者，攻里之药，当性寒以抑阳气，如承气汤之类是也。或曰：阴出而乘于外，是阳之不足也。阳病则当实表而汗之，何哉？是不然，阴邪传于外，不汗之，则邪何由而去？桂枝之性温，温之乃所以助阳，阳有所助而长，则阴邪所由以消，辛甘发散为阳者此也。张氏所谓承气入胃，阴盛乃亡者，正恐阴盛出外，而误以承气下之，安得而不亡。或曰：阳入而乘于内，是阴之不足也。阴病则当温里而下之，何哉？是又不然，阳邪入于内，不下之则邪从何而出？承气之性寒，寒之乃所以抑阳，阳受其抑则微，而真阴所由以长，酸苦涌泄为阴者此也，张氏所谓桂枝下咽，阳盛则毙，正恐阳盛入内，而误以桂枝汗之，安得而不死。观古人发表之药多温，攻里之药多寒，则知阴阳虚实之意微，非止为汗下设矣。呜呼，表里虚实，寒热殊途，用药一差，死生立判，医者可不谨哉。

伤寒用药三法

夫发表之药用温，攻里之药用寒，温里之药用热者，何也？盖表既有邪，则为阳虚阴盛，温之乃所以为阳，阳有所助而长，则阴邪所由以消，故用辛甘温之剂发散为阳，此发表之药用温者明矣。里既有邪，则为阴虚阳盛，寒之乃所以助阴而抑阳，阳受其抑则微，而真阴所由以长，故用酸苦之剂涌泄为阴，此攻里之药用寒者明矣。阴经自受寒邪，则为脏病，主阳不足而阴有余，故用辛热之剂以助阳抑阴，此温经之药用热者明矣。表有邪不汗，其邪何从而去？里有邪不下，其邪何从而出？脏有寒不温，其寒何自而除？此三者，所谓用药寒温辨也。

用药法则

五剂之药，医所当识。且如表汗用麻黄，无葱白不发；吐痰用瓜蒂，无豉不涌；去实热用大黄，无枳实不通；温经用附子，无干姜不热，甚则以泥清水加葱白煎之；竹沥无姜汁，不能行经络；蜜导无皂角，不能通秘结。非半夏、姜汁不能止呕吐，非人参、竹叶不能止虚烦，非小柴胡不能和解表里，非五苓散不能通利小便，非天花粉、干葛不能消渴解肌，非人参、麦门冬、五味子不能生脉补元，非犀角地黄汤不能止上焦之吐衄，非桃仁承气不能破下焦之瘀血，非黄芪、桂枝不能实表间虚汗，非茯苓、白术不能去湿助脾，非茵陈柏皮不能除黄疸，非大承气不能制发狂，非枳、桔不能除痞满，非陷胸汤不能开结胸，非羌活冲和不能治四时之感冒身痛，非人参败毒散不能治春温，非四逆汤不能救阴厥，非人参白虎不能化斑，非理中、乌梅不能治蛔厥，非桂枝、麻黄不能治冬月之恶寒，热随汗解，非姜附汤不能止阴寒之泄利，非大柴胡不能去实热之妄言。阴阳咳嗽，上气喘急，用加减小青龙，分表里而汗下，此用药之大法也。

按症治病法

伤寒先起，头痛，发热恶寒，已后传里，头疼、恶寒皆除，而反怕热，发渴谵语，或潮热自汗，大便不通，或揭去衣被，扬手掷足，或发黄斑狂乱，此为阳经自表传入阴经之热症，俱当攻里下之。或当下失下，而变出手足乍冷乍温，因阳极发厥，即阳症似阴，名阳厥，急当下之，此与阴厥不同治。

伤寒失于汗下，或本阳症，误投热药，使热毒入深，阳气独盛，阴气喘绝，登高而歌，弃衣而走，逾垣上屋，骂詈①叫喊，燥渴欲死，面赤眼红，身发斑黄，或下利赤黄，六脉大有力，名阳毒发斑证，用酸苦之药，令阴气复而大汗解矣。如大便实者，又当用大寒之药下之，此与发狂不同治。

初病起无头疼身热，便怕寒，厥冷腹痛，呕吐泻利，不渴踡卧，沉重战栗，脉沉细，此为直中阴经真寒症，不从阳经传来，当用热药温之。如寒极手足厥冷过膝肘者，因寒极发厥，名阴厥，当急救里温之，此与阳厥不同治。

初病起，外感寒邪，内伤生冷，内既伏阴，内外皆寒。或本真阴，误投凉药，以故病起。手足厥冷，腰背皆强重，头目眶痛，呕吐烦闷，下利腹疼，身如被杖，六脉沉细，汤饮不下，已后毒气渐深，入腹攻心，咽喉不利，腹痛转甚，心下胀满，结硬如石，燥渴欲死，冷汗不止，或时郑声，指甲面色青黑，速灸关元、气海，须服大热之剂温之，此名阴毒，令阳气复而大汗解矣。若见舌卷囊缩者，不治。

夏月大发热，头疼燥渴，背恶寒微汗，脉虚无力，口齿燥者，名中暑，用寒凉剂清之。

病人身微热，烦躁面赤，戴阳，欲坐卧于泥水井中，脉来沉细无力，此阴症发燥，名阴燥，当用辛热之药温之，不宜用凉剂，误用之，燥急渴甚，必死。

病人身冷，脉沉细而疾，虽躁烦不欲倾水入口，此名阴盛

① 詈（lì力）：骂，责骂。

格阳，用大热之剂温之。如见厥冷下利谵语者，不治。

少阴症，恶寒发热，无头痛，误大发汗，使血从耳目口鼻中出者，名阴血，多不治，此与鼻衄阳血不同治。

伤寒失于汗下，邪热传里，使水涸粪燥，大便不通，必发谵语，或心下硬痛，下利纯清水，燥渴，口出无伦，凡此皆实，当寒凉之剂下之。又有汗多亡阳，或下后利不止，身疼痛，或自利清谷，谵语者，凡此皆虚，当辛热之剂温之，此与狂言不相类。

伤寒余热不除，蕴在心胞，使精神短少，冒昧昏沉，睡中言语一二句者，名独语，宜凉剂清之，此与谵语不相类。

论妇人伤寒与男子不同治法

天地阴阳各有分位，伤寒杂病岂无各科，男妇胡可同治也。男子调气为主，女子养血为先。盖女子血畜则血室不虚，荣卫和平，诸病不生。一有凝结，水火相刑。凡气口紧盛者，即宜下。人迎紧盛者，即宜汗。但妇人左关浮紧者，不可下，当发汗以救血室，荣卫得和，津液得行，浃①然汗出而解矣。若行阳迟则热入胃，令津液燥，中焦上焦不荣，成血结胸，须针期门可也。但妇人伤寒，发热恶寒，四肢拘急，口燥舌干，经脉凝滞，不得往来，桂枝红花汤。若伤寒口燥咽干，不思饮食，黄芩芍药汤。若伤寒喘急烦躁，战而作寒，阴阳俱虚，不可下也，小柴胡汤。若伤寒瘥后，犹有余热不去，谓之遗热，宜地黄汤。

① 浃（jiā 家）：湿透。

论妊妇伤寒与前症异治

《内经》曰：有故无殒也。大积大聚，不可犯也。损其大半而止，过则杀也。且妊妇伤寒，保胎宜阿胶散。大抵孕妇伤寒，仲景无治法，最宜避忌诸药，不可以寻常例视之。

凡孕妇伤寒，先用安胎，次散寒邪，以白术汤。妊妇憎[①]寒壮热，宜发汗以芍药汤。孕妇或中时行，洒淅[②]寒热，作寒振栗，而悸如唠者，宜苏木汤。妊妇伤寒，默默欲眠，不欲食，胁下痛，呕逆痰气，及产后病伤风，热入胸中，寒热如疟，并经水适来适断，病后劳复，余热不解，以黄龙汤。妊妇头目眩疼，壮热心燥，以旋覆花汤。妊妇发班，以枝子[③]大青汤。

论产后伤寒治法

且产妇始生，血气俱虚，外失卫护，内无主持，最宜调养。设受风寒，岂能救治，故与胎前不同。且产后十数日不解，头痛恶寒，时时有热，心下坚，干呕汗出，以阳旦汤。产后无津液，大便多秘，或谵语烦躁，宜服神功丸。产妇头疼身热，兼腹内拘急疼痛，以桂心牡蛎[④]汤。产妇伤风发热，面赤而喘，头痛，以竹叶防风汤。

热入血室

妇人中风，发热恶寒，经水适来，得之七八日，热除脉迟

---

① 憎：原作“增”，据醉耕堂本改。
② 洒淅：原作“晒晰”，据醉耕堂本改。
③ 枝子：即栀子。
④ 蛎：原作“砺”，据乐道堂本改。

身凉，胸胁满如结胸状，谵语者，此为热入血室，当刺期门，随其实而泻之。

妇人伤寒发热，经水适来，昼日明了，暮则谵语，如见鬼状，此为热入血室，无犯胃气及上中二焦，必自愈。

妇人中风七八日，续得寒热，发作有时，经水适断者，此为热入血室，其血必结，故如疟状，小柴胡汤。

阳明病，下血谵语，此为热入血室，但头汗出者，刺期门，随其实而泻之，濈然汗出则愈。

妇人热入血室有二，经水适来二条不言药者，盖以经血方来，热气乘虚而入，经血止则热亦出矣，故不可用汗下药，犯其胃气及上中二焦，如胸满谵语，此内实也，刺期门以泻之。若经水适断，续得寒热，其血必结，故用小柴胡汤。若阳明热入血室，此男子失血之症，但当刺以泻热也。

附：妊娠及月水不利脉法

《内经》曰：妇人阴搏阳别，谓之有子。又曰：妇人手少阴脉动甚者，妊子也。《脉经》曰：妊娠初时，寸微小，呼吸五至，三月而尺数也。脉滑疾，重以手按之散者，胎已三月也。脉重手按之不散，但疾不滑者，五月也。三部脉沉浮正等，按之不绝者，妊娠也。寸微关滑尺数，流利往来雀啄者，为有妊也。

妊娠四月欲知男女法，左疾为男，右疾为女，俱疾为生二子。又法：尺脉左偏大为男，右偏大为女，左右俱大产二子，大者如实状。

妇人怀妊离经，其脉浮，设腹引腰痛为欲生也，俱离经者不病。又法：妇人欲生，其脉离经，半夜觉，日中则生。

妇人已产脉，宜小实沉细缓滑微小，忌浮虚实大弦急牢紧。《脉经》曰：妇人寸关调如故，而尺脉绝不至者，月水不利，当患小腹引腰痛，气滞上攻胸臆也。尺脉来而断绝者，月水不利。脉来状如琴弦，若小腹痛，主月水不利，孔窍生[1]疮。尺脉滑，血气实，月水不利。

① 生：原作“至”，据《六书》万历本改。

卷之三

伤风见寒伤寒见风

热盛而烦，手足自温，风症；脉浮而紧，寒脉，此伤风见寒也。不烦少热，四肢微厥，寒症；脉浮而缓，风脉，此伤寒见风也。二者为荣卫俱病，法用大青龙汤，此药峻险，不可轻用，须风寒俱盛，又加烦躁，方可与之，不若羌活冲和汤为神药也。

风温风从热，故身发热；风与热搏，故自汗

风温尺寸俱浮，素伤于风，因时伤热，风与热搏，即为风温。其外症四肢不收，身热自汗，头痛喘息，发渴昏睡，或体重不仁，慎不可汗，汗之则谵语烦扰，目乱无睛光，病在少阴厥阴二经，葳蕤汤、小柴胡选用。未醒者，柴胡桂枝汤。发汗后复身灼热，知母葛根汤。渴者，瓜蒌根汤。脉浮身重，防己汤。

湿温湿从寒，故身恶寒；湿与热搏，故自汗

湿温寸濡而弱，尺小而急，素伤于湿，因时中暑，湿与热搏，即为湿温。其状胸腹满，目痛，壮热妄言，自汗，两胫逆冷，倦怠恶寒，慎不可汗。若发其汗，使人不能言，耳聋，不知痛处，其身青面色变，是医杀之耳。湿温在太阴，苍术白虎汤加桂。湿气胜，一身尽痛，发热身黄，小便不利，大便反快，五苓散加茵陈。脏虚自利，附子理中汤。

风　湿

风湿脉浮，先伤湿而后伤风也。其症身体肿痛，不能转侧，额上微汗恶寒，不欲去衣，大便难，小便利，热至日晡而剧，治法但微解肌。若止发汗，则风去湿在，非徒无益而又害之，羌活冲和汤。咽渴，小便不利者，五苓散。外不热，内不渴，小便利，术附汤。热而烦渴者，小柴胡加天花粉。中湿小便不利，一身尽痛，身黄，大便快，茵陈五苓散。

温毒中暍中暍，注云：中暑

温毒者，冬月感寒毒异气，至春始发也。表症未罢，毒气未散，故有发斑之候。心下烦闷，呕吐咳嗽，后必不利，寸脉洪数，尺脉实大，为病则重，以阳气盛故耳，通用玄参升麻汤，或黑膏主之。中暑，脉虚而伏，身热面垢，自汗烦躁，大渴毛耸，背恶寒，昏倦，身不痛，与伤寒诸证大不同，内外俱热，口燥烦渴，四肢微冷，身不痛，白虎汤。痰逆恶寒，橘皮汤。热闷不恶寒，竹叶石膏汤。中暑，小柴胡加香薷最良。脉迟，洒然①毛耸，口齿燥，人参白虎汤。霍乱烦躁大渴，腹痛厥冷转筋，黄连香薷汤，顿冷服之，如热服，反为吐泻矣。凡中暑自汗者，不可用药止汗，以暑当与汗而俱出也。《内经》曰：因于暑，体若燔炭，汗出而散。

发　热

夫翕翕然②而热者，表热也。蒸蒸然③而热者，里热也。属

---

① 洒然：恶寒貌。

② 翕翕然：喻发热轻微。

③ 蒸蒸然：喻发热之甚，犹如热气蒸腾，自内腾达于外。

表者，风寒客于皮肤，邪气拂郁于外，表热而里不热也。属里者，阳气下陷入阴中，里热甚而达于表也。其在半表半里者，以表热未罢，邪气传里，里未作实，则表里俱热，而但轻于纯在里也。太阴厥阴皆不发热，惟少阴有之，但其脉沉、或下利、手足冷为异耳。虽然伤寒发热，病之常也，脉阴阳俱虚，热不止者，汗后复发热，脉燥疾下利者，皆不易治。

凡大汗则损气，气损则阳微，故脉虚而恶寒；大下则伤血，血伤则阴弱，故脉涩而发热，故曰阳虚生外寒，阴虚生内热，误汗误下，皆有此耳。且阴以阳为主，阳以阴为根，下之亡阴，阴无所主，邪气搏之，血虚乃发热也。

头痛

头痛者，寒邪入足太阳经，上攻于头，此表症也。脉浮紧无汗恶寒，可发汗。脉浮缓，有汗恶风，宜解肌。照时令用药，阳明病不恶寒而反恶热，五六日不大[①]便，胃实燥渴，热气上攻头目，脉实者，调胃承气汤。少阳头痛者，小柴胡汤。湿家鼻塞头痛，瓜蒂散搐鼻，黄水出即愈。痰涎头痛，胸满寒热，瓜蒂散吐之。厥阴干呕吐涎沫，头痛者，吴茱萸汤主之。三阳虽有头痛，不若太阳专主也。三阴无头痛，惟厥阴有头痛，脉系络于项巅也。若痛连于胸，手足俱青，为真头痛，必死矣。

项强

项强者，太阳感邪，表症也，发散则解。结胸项强，大陷胸汤。阴毒初得病，项背强，咽痛，心腹痛，短气，厥逆吐利，

---

① 大：原作“人”，据醉耕堂本改。

身如被杖，附子汤、正阳汤。天行复作热，至晚则腰痛，头项强身重，葛根生姜豉汤。

恶　寒

恶寒者，不见风亦恶寒，身虽热不欲去衣，被寒邪客于荣卫，阴气上入阳中，则洒淅而恶寒也。经曰：发热恶寒者，发于阳也。无热恶寒者，发于阴也。谓如或已发热，或未发热，必先恶寒而继之以发热，此则发于阳也。若初病恶寒而踡，脉沉细而紧，此则发于阴也。在阳则发汗，在阴则温里。或下症悉具而微恶寒者，是表犹未解，当先解表后攻里。若少阴病恶寒而踡，手足厥冷，自利躁烦，脉不至者，不治。

恶　风

恶风者，见风则怯，密室之中，无所恶也。风伤卫气，卫虚则腠理不密，由是而恶矣。悉属于阳，非比恶寒有阴阳之别。若无汗而恶寒者，为伤寒，当发汗。汗出而恶风者，则为伤风，当解肌，不可更发汗。若里症甚，恶风未罢者，当先解其表，汗不止，恶风烦躁不得卧，先防风白术牡蛎[①]汤，次小建中汤。风温恶风，不欲去衣，骨节烦疼，不得屈伸，汗出短气，小便不利，或身微肿，甘草附子汤。

背恶寒

背为阳，腹为阴。背恶寒，阳不足也。阳不足，则阴气盛，阴气盛者口中和，附子汤。阳气内陷者，口干燥，白虎汤。汗

① 蛎：原作“衊”，据醉耕堂本改。

后恶寒，脉细数浮迟，呕不止，理中丸。少阴病，脉沉细，恶寒者，四逆汤。若下利，恶寒而踡，手足温者，小建中汤。若恶寒而踡，时自寒不欲厚衣，大柴胡汤。

寒　热

往来寒热者，阴阳相胜，邪正分争也，属少阳半表半里证。盖阳不足，则阴邪出表而与之争，故阴胜而为寒。阴不足则阳邪入里而与之争，故阳胜而为热。邪居表多则多寒，邪居里多则多热，邪在半表半里，则寒热相半，乍往乍来而间作也，小柴胡专主。往来寒热，寒多者加桂，热多者加黄芩。太阳症八九日如疟状，一日二三度发，不呕，清便，脉浮缓者为自愈，不浮缓为未愈，柴胡桂姜汤。病至十余日，热结在里，大渴，大便实，往来寒热，大柴胡汤。若往来寒热，胸胁满而不痛者，半表半里症，未入乎腑，小柴胡汤加枳桔。妇人中风七八日，续得寒热，发作有时，经水适断，为热入血室，小柴胡汤。

潮　热

潮热者，属正阳明胃腑，旺于未申，一日一发，日晡①而作，如潮水之有信也，专主胃中实热，燥粪使然，宜下之。如热不潮，大便不实而脉浮者，表症尚在，未可与承气汤。候大便硬而燥渴，与自汗谵语者，急当下之。若潮于寅卯，则属少阳；潮于巳午，则属太阳，是又不可不辨。

似　疟

似疟者，一名疟状，作止有时，非若寒热往来之无定也。

---

①　日晡：日交申时而食。代指申时。即下午三点至五点。

太阳症似疟，脉浮洪，桂枝汤。清便自可，不呕，一日二三度发，桂麻各半汤。阳明似疟，烦热汗出，日晡发热，脉浮，桂枝汤；脉实，承气汤。妇人热入血室，其血必结，亦如疟状，小柴胡汤。热多寒少，阳胜阴也。尺脉迟者，建中汤；尺脉不迟，小柴胡汤和之。温疟脉和平，身无寒但热，骨节烦痛时呕，白虎汤加桂。渴者，小柴胡加瓜蒌根。厥阴脉浮缓，囊不缩，必发热恶寒似疟，为欲愈。如脉不浮，面赤色有热者，以其不能得小汗，身必痒，用桂麻各半汤。

无　汗

无汗者，寒邪中经，腠理固密，津液内渗而无汗也。风暑湿皆令有汗，惟寒邪独无汗出。太阳症无汗者，冬用麻黄汤，春秋冲和汤，夏月神术汤。项背强几几，无汗者，葛根汤。阳明无汗而喘者，麻黄汤。脉弱无力，难作汗者，血虚也，黄芪建中加术附汤。若当汗之证，与发汗剂二三贴，汗不出者难治。

自　汗

自汗者，卫为邪干，不能固密，腠理疏而汗出，有表里虚实之分。若恶风寒自汗者，表症未解也，冬，桂枝汤，余月加减冲和汤。若汗后恶风寒，皆为表虚，汗不止，黄芪建中汤。太阳症发汗，遂漏不止，为亡阳，术附汤。若自汗出，不恶风寒，是表症罢而里症实也，用承气汤。若小便自利汗出者，津液少也，急下之。汗出而渴，小便难者，五苓散。或汗出如油，贯珠不流，喘而不休者，卫气绝矣，皆不治。

战　汗

战汗四症，有战汗出而解者，有不战汗出而解者，有振栗作寒，汗出而解者，有蒸蒸发热，汗出而解者。病有战而汗出得解者，其脉浮而紧，按之反芤，此人本虚，故当发战。脉浮，故当汗出也。病有不战汗而出解者，其脉浮而数，按之不芤，此人本实，以正胜邪，作战不成，但汗出而解矣。病有振栗而汗者，太阳病未解，脉阴阳俱停，虽剧当愈，必先振栗汗出而解矣。阳脉微者，先汗出而解矣。阴阳俱停，谓无偏胜，寸关尺大小浮沉迟数同等也。脉微者，是胃气回，不再受邪也。病有蒸蒸振汗者，小柴胡症具而以他药下之，柴胡症仍在者，复与柴胡汤，此虽已下之，不为逆，得汤必蒸蒸而振，发热汗出而解矣。

头　　汗

头汗者，邪搏诸阳之首，则汗见于头，至颈而还也。若遍身自汗出，谓之热越，今热不得越，而阳气上腾，津液上凑，故汗出于头。夫里虚不可下，内涸不可汗，既头有汗，不可再汗也。其或实热在内，小便利，大便黑，为畜血。头汗出者，轻则犀角地黄汤，重则桃仁承气汤。热入血室，有半表半里症，头汗出者，小柴胡汤。发黄头汗出，小便难，渴饮水浆者，湿也，轻则茵陈五苓散，重则茵陈大黄汤。

手　足　汗

手足汗者，手足乃诸阳之本，热聚于胃腑，则津液傍达于四肢也，蕴热则躁烦谵语，手足汗出者，大承气汤下之。挟寒则水谷不分，手足汗出者，理中汤温之。

盗　　汗

盗汗者，睡中则出，醒则止矣。杂病则责于阳虚，伤寒责在半表半里，故知胆有热也，专主小柴胡汤为当。

烦　热

烦热者，邪热传里，不经汗吐下，则为烦热，与发热有异也。经曰：病人烦热汗出则解，如未作膈实，但当和解而已。若心下满而烦，则有吐下之殊。先烦而悸者为实，先悸而烦者为虚，虚谓心中欲呕欲吐之貌。阳明病，心烦喜呕，壮热往来，心下悸，小便难，小柴胡加茯苓。发汗后解十日许，脉浮数，可更发汗，汗后昼烦夜静不呕渴，无表症，脉微沉，干姜附子汤。大汗后六七日不大便，烦而不解，腹满痛，有燥屎也，大承气汤下之。

烦　躁

烦为扰乱，躁为愤怒，有阴阳虚实之别。心热则烦，阳实阴虚；肾热则躁，阴实阳虚。烦为热轻，躁为热重。烦躁者，先发烦而渐至躁。躁烦者，先发躁而复发烦。太阳中风不得汗，烦躁者，此邪在表，冲和汤。大便不通，六七日绕脐痛，烦躁而渴者，大承气汤。太阳不得汗，医以火劫取汗，火热入胃，此劫令烦躁也，小柴胡加牡蛎汤。微发汗，躁不得眠，与大下后复发汗，昼烦夜静，身无大热，不渴不呕，无表症，脉沉微，干姜附子汤。又有不烦便作躁闷者，此阳盛格阴（一云阴盛拒阳），欲于泥水井中卧，饮水不入口者，四逆汤。其结胸烦躁，及吐利四逆而烦躁，下利厥逆而烦躁，恶寒踡卧，脉不出而烦躁者皆不治。

懊　侬

懊侬者，郁闷不舒之貌。盖表症误下，正气内虚，阳邪内陷于心胸之间，则为结胸。邪在心胸宜吐，热结胃腑宜下。发汗吐下后，虚烦不得眠，懊憹者，与短气而渴，胸中懊憹者，栀子豉汤。阳明病下后，懊憹而烦，胃中有燥屎，承气汤下之。阳明无汗，小便不利，心下懊憹者，必发黄，茵陈汤利之。舌上白胎，饥不食，虚烦不眠，头汗出，懊憹者，栀子豉汤。

身　痛

身体痛者，虽曰太阳表邪未解，又有温经发汗不同。如发热恶寒，头痛，身体痛，脉浮紧者，表未解也，冬月，麻黄汤，余月羌活冲和汤。或下利脉沉，身痛如被杖者，为阴寒症，宜四逆汤温之。发汗后，身痛，脉沉迟，桂枝芍药人参汤。一身尽痛，发热面黄，七八日，热结在里，有瘀血也，桃仁承气汤下之。如身痛其身重者，属手阳明有风也，葛根汤主治。

拘　急

拘急者，手足不能自如，屈伸不便，如踡卧恶风之貌。四肢，诸阳之本。因发汗亡阳，阳虚而有此症，自汗脉浮，小便数，心烦恶寒，手足挛拳拘急，芍药甘草汤。太阳病发汗，遂漏不止，恶风小便难，拘急者，桂枝加附子汤。吐利后汗出，发热恶寒，四肢拘急，手足厥冷者，四逆汤。

咳　嗽

咳者，俗呼为嗽。肺为邪所乘，气逆不下①，故令咳嗽。有肺寒而咳，有停饮而咳，有邪在半表半里而咳，治各不同。

① 下：原作“干”，据醉耕堂本改。

太阳病，身热咳嗽，干呕，微喘而利，小青龙汤。身凉咳嗽，干呕微利，心下满引胁痛，十枣汤。四肢重痛，腹疼下利，咳嗽或呕，真武汤。少阴病咳嗽，四逆汤。少阳病，往来寒热，胸满而咳，小柴胡汤。

喘

喘者，有邪在表而喘，有邪在里而喘，有水气而喘。在表者，心腹软而不坚，外症无汗，法当汗。在里者，心腹胀满，外症有汗，法当下。水气喘者，心下怔忡，青龙加杏仁汤。太阳阳明合病，脉促有汗而喘，葛根黄芩汤。经云：喘而汗出，宜利之。汗不出而喘，宜发之。若直视谵语，汗出如油，喘而不休，死症也。

气逆

气逆者，气自腹中时逆上冲也。因太阳病下之，表邪乘虚传里，里不受邪，则气逆上行。邪仍在表，当复汗之。厥阴客热，气上冲心，此热在里也，大柴胡汤下之。病缓，虚羸少气，气逆上冲，欲吐者，竹叶石膏汤。有动气，因发汗而气不上冲者，李根汤。

短气

短气者，呼吸短促，不相接续也。《内经》曰：短气不足以息者，实也。大抵心腹胀满而短气者，邪在里而为实，宜下之，承气汤。心腹濡满而短气者，邪在表而为虚也，宜解之，桂枝汤。食少饮多，水停心下而短气者，小半夏汤。风湿相搏，汗出短气，小便不利，恶风不欲去衣，邪气在表者，甘草附子汤。

口　干

口干者，邪热聚胃，消耗津液，故口干热而渴也。经曰：少阴病口燥咽干，急下之。若不口燥咽干，脉沉者，急温之。又有漱水不下咽者，若见表症必衄，为邪热在经。缘阳明血气俱多，经中热甚，迫血妄行，犀角地黄汤。口干身大热，背恶寒者，人参白虎汤。若无表症，胸腹满如狂者，畜血也，桃仁承气汤。少阳口干，小柴胡汤和之。

渴

渴者，里有热也。津液为热所耗，故令渴也。伤寒传至厥阴为消渴者，谓饮水多而小便少，乃热能消水也。脉浮而渴属太阳，小青龙去半夏加花粉。有汗而渴属阳明，人参白虎汤。便实者宜下之，脉沉而渴属少阴，大承气汤。至于厥阴，又热之极矣，俱当下之无疑。太阳无汗喜渴，忌白虎，以无汗故也，宜小柴胡汤。阳明汗多而渴，戒五苓，以汗多故也，宜竹叶石膏汤。先呕后渴，此为欲解，当与水解。先渴后呕，为水停心下，赤茯苓汤。小便不利而渴，五苓散。中暑脉虚，身热而渴者，白虎人参汤。

胸　胁　满

胸满者，胸间气塞满闷也，非心下满。胁满者，胁肋下气填胀满也，非腹中满。盖邪自表传里，必先胸胁以至心腹入胃，是以胸满多带表症，宜微汗，惟胁满多带半表半里，小柴胡加枳桔和之。胸中痰实，涌之；胸中结实燥渴，大便闭者，下之。

结　胸

经曰：病发于阳而反下之早，热入，因作结胸。《活人》注曰：发热恶寒者，发于阳也，此说非也。陶节庵云：风属阳，风伤卫气，太阳伤风，当用桂枝汤，止汗散邪，反误下之，故成结胸耳。非曰发热恶寒者发于阳之谓也。如伤寒阳经当汗，且不可下，况曰早乎，若脉浮大，若表症，若水气，俱不可下。亦有不因下而心下硬满者，经曰：病人手足厥，脉乍紧，邪结胸中，心满而烦，饥不欲食，当吐之，是病在胸中也。经曰：阳明心下硬满，不可下，下之利不止而死，是邪气自表传里，留于心下，未全为实，法当吐之，故有此戒。若寸脉浮，关尺皆沉紧，宜下。若脉浮大，或有表症，先用小柴胡以解表。外症强项，心下满硬而痛，此实邪在里，当下之，大结胸。不按而痛，连脐腹硬不可近者，大陷胸汤，或太峻用丸，小结胸。按之痛，心下硬，小陷胸汤。热实结胸，懊憹烦渴，心下痛，少与大陷胸汤。寒实结胸，无热症，枳实理中丸。心下怔忡，头汗出，无大热，为水结胸。若结胸症，烦躁悉具者，必死矣。

痞

经曰：病发于阴而反下之早，因作痞气。《活人》注云：无热恶寒者，发于阴也，此论非也。陶节庵云：寒属阴，寒伤荣血，太阳伤寒，当用麻黄汤发汗散邪，反误下之，故成痞耳。非曰无热恶寒者发于阴之谓也。如伤寒传经之阴，决当分轻重而下之，胡云下之早乎？则知无热恶寒乃真中阴也，非传经之阴也。若恶寒汗出痞满者，附子泻心汤；服后小便不利者，五苓散；表未解心下妨闷者，曰支结，柴胡桂枝汤。

腹　满

腹满者，邪入太阴脾土也。若痛为里实，须下之，承气汤。时减者，为里虚，当温之，理中汤。若表解内不消，非大满，犹生寒热，亦未可下，是邪全未入腑。若大满大实，坚有燥屎，虽日数少亦当下之，谓邪已入腑也。太阳病误下，腹满而痛，桂枝加芍药汤；甚者，桂枝加大黄汤。阳明病，发热腹满，微喘口干，不大便，小柴胡汤。哕而小便难，加茯苓。三阳合病，腹满身重难转侧，谵语，口中不仁，小柴胡汤。太阴腹满，吐食不下，枳梗理中汤。少阴咽干，腹满不大便，急下之，承气汤。大抵阳热为邪，则腹满而咽干；阴寒为邪，则腹满而吐利食不下。若曾经吐汗下后腹满者，治各不同。

腹　痛

腹痛者，缘邪气入里与正气相搏，则为腹痛。如阳邪传里而痛者，其痛不常，用辛温之剂和之，小建中汤。阴寒在内而痛者，痛无休止，常欲作利，以理中汤温之。有燥屎宿食而痛者，则烦而不大便也，大承气汤下之。少阴下利清谷，脉欲绝，腹痛者，通脉四逆汤。腹痛小便不利者，真武汤。实痛而关脉实者，桂枝大黄汤。经云：诸痛为实，则痛随利减，是治痛大法也。

小腹满

小腹满者，脐下满也。若胸满心下满、腹中满者，皆为邪气而非物。今小腹满则为有物而非气。若小便利者，则为畜血之形；小便不利，乃溺涩症也。渗利之剂，宜分两途。太阳病不解，热结膀胱，其人如狂，小腹急满结痛者，桃仁承气汤，下尽黑物则愈。太阴身黄，脉沉，小腹满，小水不利者，五苓散利之。经曰：病人素有痞气，连在脐傍，痛引小腹入阴筋者，名脏结，死也。病者手足厥冷，真武汤。不结胸，小腹满，按之痛者，此冷结在膀胱关元，宜灸关元穴。

呕　吐

呕者，声物俱出。吐者，无声而但出物也，较其轻重，则呕甚于吐。盖表邪传里，里气上逆，故呕吐，水谷不下也。有胃热，脉弦数，口苦烦渴。有胃寒，脉弦迟，逆冷不食，小便利。有水气，先渴后呕，膈间怔忡。有脓血，喉中腥，奔逆一冲，不须治之，呕脓尽自愈，四者不可不辨。大抵邪在半表半里则多呕吐，若里热而呕吐者，亦有之。经曰：呕多虽有阳明症，不可攻，为其气逆未收敛为实也。或呕而脉弱，小便利，身热而见厥者，难治。太阳少阳合病，自利而呕，黄芩加半夏生姜汤。太阳阳明合病，当自利，若不利但呕，葛根加半夏汤。太阳病，发热汗出，心下烦郁，痞硬而呕吐者，大柴胡汤。三阳发热而呕逆，小柴胡。呕而渴者，猪苓汤、五苓散。少阴病又吐，但欲寐，五六日自利而渴，小便色白，四逆汤。先呕后渴，此为欲解，宜与水解。先渴后呕，为水停心下，赤茯苓汤。

干　呕

干呕者，空呕而无物出也。大抵热在胃脘，与谷气并，热气上薰，心下痞结，则有此症。太阳汗出干呕，桂枝汤。少阴下利干呕，姜附汤。厥阴吐涎沫干呕，吴茱萸汤。又有水气二症，太阳表不解，心下有水气，身热干呕微喘，或自利，小青龙汤。不发热只恶寒，胁痛，咳而利，干呕者，亦水气也，十枣汤。

哕

哕，即干呕之甚也。盖因胃气本虚，汗下太过，或恣饮冷水，水寒相搏，虚逆而成也。又有热气壅郁，上下不通而哕者，轻则和解疏利，重则温散。哕而腹满，大便不利，先用半夏生姜汤，次用小承气。小便不利者，猪苓汤。哕不止者，干姜橘皮汤。哕家若不尿而哕者，则病笃矣。

咳逆

咳逆者，俗谓之吃①忒是也。才发声于咽喉则遽止，轧然连续数声，然而短促不长，古人谓之哕，非也，哕与干呕无异，但哕则声浊恶而长，比之吃忒，大有径庭矣。若脉实有力者，少与承气汤微利之。若便软②，脉来无力，泻心汤。如脉散者，难治。

下利

伤寒下利，多因于热，热邪传里，里虚助热，乃为下利。三阳下利，手足温。少阴厥阴下利，身凉无热，此大概耳。夫自利清谷不渴，小便色白，厥冷恶寒，脉沉迟无力，此寒症也。如渴欲饮水，溺色如常，泄下黄赤，发热后重，此热症也。寒者，理中四逆汤。热者，小柴胡猪苓汤。寒因直中阴经，热因

① 吃：原作“迄”，据《六书》万历本改。
② 软：原作“轧”，据《六书》万历本改。

风邪入胃，木来侮土，故人暴下，或温，或攻，或清下焦，或利小便，随症施治。太阳阳明合病，下利脉浮，葛根汤。太阳少阳合病，下利干呕，脉浮弦，黄芩汤。少阳阳明合病，下利身热，脉长大而弦者，为负，负者死。长大不弦为顺，大承气汤。太阴自利不渴，与夫厥逆无脉而利者，四逆汤。少阴咽痛，下利，胸满心烦，脉微者，猪肤甘桔汤。渴而自利纯清水，心下硬痛口干者，此不可温，急用大承气汤下之。下利清谷身痛者，急当救里，四逆汤。清便自调，急当救表，桂枝汤。下利谵语，脉沉有力，急当下之，大承气汤。肠鸣腹痛下利，脉沉迟无力，急当温之，小建中汤。若下利谵语，目直视，下利厥冷，躁不眠，下利发热，厥而自汗，下利厥冷无脉，灸之不温，脉不至者，下利一日十数行，脉反实者，皆不治。

便脓血

冲脉为血之海，即血室也。男女均有此血气，亦均有此冲脉。冲脉得热，血必妄行，在男子则为下血谵语，在妇人则为寒热似疟，皆为热入血室，逼血下行，则血热而利也。挟血之脉，乍涩乍数，或伏或沉，血热交并，则脉洪盛。大抵男多于左手，女多于右手见之。又有阴寒为病，下利便脓血者，乃下焦虚寒，肠胃坚固，清浊不分，而利下脓血也，二者一为挟血，一为阴寒，临病最宜精别。阳明病，下血谵语，胸胁满如结胸，夜则见鬼，此为热入血室，小柴胡汤。少阴病下利，便脓血者，桃花汤。腹满身热，下如鱼脑，曰湿毒，地榆散、黄连阿胶汤。下后无表里症，脉数不解，消谷易饥，多日不大便，此为瘀血，桃仁承气汤，或小柴胡加桃仁大黄。

厥　逆

阳气伏藏，阴气越出，阴阳不相顺接，所以厥也。若先热而后厥者，乃热邪伏于内也。先厥而后热者，乃阴退而阳得复也。若初得病便厥者，是阳不足而阴胜也。热伏于内者，其脉沉而数，狂言发渴，露手揭衣，躁不得眠，或大便闭，初病便厥者，其脉沉迟而弱，醒醒而静，恶寒引衣，或下利清谷，其或恶寒踡卧，烦躁下利不知人，皆为恶候，仍灸太溪穴。

四　逆

四逆者，手足厥冷不温。盖邪在表，则手足热。邪在半表里，则手足温。至于邪传少阴，则手足冷逆也。然自热而至温，由温而至厥，乃传经之邪，轻则四逆散，重则承气汤下之。若初得病便厥者，轻则理中汤，重则四逆汤温之。此是阴经受邪，乃阳不足而阴有余也。若或恶寒厥逆，踡卧烦躁，吐利而脉不至者，皆恶候。

不大便

不大便者，因发汗利小便过多，耗损津液，以致肠胃干燥故也。经曰：其脉浮而数，能食不大便，此为实，名曰阳结，宜大柴胡汤。若不了了，得屎而解，其脉沉而迟，不能食，身体重，大便难，名曰阴结，宜金液丹。若阳明病，汗多，或已经发汗，利小便而大便不通者，此津液枯竭，宜蜜导通之。

谵　语

经曰：邪气盛则实，精气夺则虚。故实则谵语，虚则郑声。

盖胃中实热，上乘于心，轻则睡中呢喃，重则不睡亦语。有谵语者，有独语者，有语不休者，有言乱者，此数者，热之轻重所致也。大抵热入于胃，水涸粪燥，必发谵语为实也。有被火劫取汗而谵语者，有亡阳而谵语者，有下利清谷不渴谵语者，此为虚也。或脉来沉实洪数有力，大便不通，小水赤燥，渴而谵语者，或潮热自汗，或下利纯清水，心腹硬痛谵语者，皆里症邪热燥屎也，俱大承气下之。下后利不止，与喘满气逆上奔，自利气脱而下夺，皆为逆也。三阳合病，身重脉实，难以转侧，口中和，面垢遗尿，白虎汤。或大便结，大热干呕，错语呻吟，不眠，犀角解毒汤。初得病无热，狂言烦躁不安，精采①不与人相当，与五苓散三钱，以新汲水探吐，一法用桂苓汤。狂言，漱②水不欲咽，大便黑，小水自利，身黄胀满，此因当下失下，是瘀血谵语，桃仁承气下尽黑物则愈。妇人经水适来适断，续得寒热，此为热入血室，谵语，小柴胡汤。

郑　　声

郑声者，如郑卫之音③转不正也。盖汗下后，若病久，本音失而正气虚，则语散不知高下，乃精气夺之候，其脉微细，大小便自利，小柴胡汤。

小便不利

小便不利者，邪气聚于下焦，结而不散，甚则小腹硬满而

---

① 精采：眼神，目光。

② 漱：原作“嗽”，据醉耕堂本改。

③ 郑卫之音：郑国和卫国的音乐，与周王室提倡的雅乐相比，乐风豪放有余，端庄不足。此处喻不正常的语音。

痛。大抵有所不利者，渗利之。若引饮过多，下焦多热，或中湿发黄，水饮停滞，皆以利小便为先。惟汗后亡津液，胃中干，与阳明汗多者，则以利小便为戒。或小水不利，而头汗出者，乃阳脱关格，其病笃矣。引饮过多，小便不利，下焦畜热，脉浮者，五苓散。脉沉，猪苓汤。太阳病，身黄脉沉，小腹硬，小水不利者，知无血也，与阳明无汗，小便不利，心中懊憹者，必发黄，茵陈五苓散，黄自退而小便清矣。

小便自利

小便自利者，为津液偏渗，大便必硬，宜下之。太阴病，当发身黄，其小便自利者，则湿热内泄，不能发黄。惟血症，小腹急，如狂，小水自利者，肾与膀胱虚而不能约制水液，桃仁承气下之。

舌　　胎

舌乃心之苗，色应南方火，邪在表则未生胎，邪入里，津液结搏则生胎，其胎白而滑，小柴胡汤。热气渐深，其胎燥而涩。热聚于胃，其胎必黄，宜承气汤下之。若舌上黑胎者，则热已甚，病已笃。经曰：热病口中干，舌黑者死，乃肾水刑心火也。脉浮阴阳俱紧，口中气出，舌中干燥，踡卧足冷，鼻涕，舌上滑胎，勿妄治也。到七八日以来，微发热，手足温者，为欲解。若七八日以上，反大发热者，难治。设有恶寒者，小柴胡加干姜服之。

脏　　结

脏结者，脏气闭结而不流布也。外症如结胸状，但欲食，腹满如故，时时下利，舌上白胎者为异，其脉寸浮关沉紧，痛引阴筋，脐腹胀痛者，难治。

咽　痛

咽喉不利，或痛或痒，不能纳食，皆毒气上冲所致。经曰：太阳病，下之脉紧者，必咽痛，以太阳之邪传于少阴也。少阴之脉循喉咙挟舌本，少阴咽痛，脉浮迟，厥冷或吐利，并不可汗下，用甘桔汤、猪肤汤，甚则半夏散，通脉四逆汤去芍药加桔梗。咽中生疮不能言，声不出者，苦酒汤。咽中闭塞，乌扇①汤。口疮赤烂，蜜浸黄柏噙咽。痛甚者，升麻六物汤。若伤寒六七日，大下后，寸脉沉迟，尺脉不至，咽喉不利，唾脓血，手足厥利不止，难治。

头　眩

头眩者，少阳半表半里之间，表邪传里，表中阳虚，故眩，小柴胡汤。少阴病，下利止而头眩，时时自冒，此虚极而脱也。风家亦有头眩者，此风气运旋②故也。太阳病若下之，复发汗，表里俱虚，其人必眩冒，胃家汗自出而愈。阳明病，头眩不恶寒，能饮食而咳，茯苓白术甘草生姜汤。少阳病，口苦目眩，小柴胡汤。汗吐下后虚烦，而脉沉数，心下痞，胁③痛，咽喉不得息，身振摇，筋肉惕，久则成痿，茯苓白术桂枝甘草汤。

鼻　衄

经络热甚，迫血妄行于鼻者，为鼻衄。是虽热甚，邪犹在

① 乌扇：中药射干的别名。
② 运旋：犹运转。
③ 胁：原作“肠”，据《六书》万历本改。

经，不可发汗，衄血故为欲解。若衄不止而头面汗出，其身无汗，及发汗不至足者，难治。太阳症衄血，及服桂枝汤后致衄者，为欲解，犀角地黄汤。衄而不止，茅花汤。若血而成流者，不须服药，少刻自解。若点滴不成流者，必服药无疑。经曰：夺血者无汗，夺汗者无血。俗以血为红汗，厥①有旨哉。衄家不可大汗，汗之必额上陷脉②紧，目直视不能眄③，不眠，芍药地黄汤。阳明漱水不欲咽，犀角地黄汤。衄而烦渴欲水，水入即吐，先服五苓散，次服竹叶石膏汤。若少阴但厥无汗，强发之，必动其血，或从口鼻耳目中出，名下厥上竭，为难治，当归四逆汤，仍灸太溪、涌泉。

吐　血

吐血者，诸阳受热，其邪在表，当汗不汗，致使热毒入脏，积畜于内，遂成吐血。凡见眼闭目红，神昏语短，眩冒迷妄，烦躁漱水，惊狂谵语，鼻衄唾红，背冷足寒，四肢厥逆，胸腹急满，大便黑，小便频数，皆瘀血症也。不必悉具，但见一二，便作血症主治。初得此症，急宜治之，犀角地黄汤。吐者，其后必吐脓血，三黄泻心汤。血热者，黄连阿胶汤。

心　悸

心悸者，筑筑然④动，怔怔忡忡，不能自安者是也。其证有二：气虚，有停饮。气虚者，阳气内弱，心中空虚而为悸；

① 厥：其。
② 陷脉：陷空处动脉，此陷脉指太阳穴处动脉。
③ 眄（xì 细）：看。
④ 筑筑然：本义为上下摇动如筑杵捣物，此处喻跳动急速。

又有汗下后，正气内虚，亦令人悸，与气虚而悸者则又甚，法当定治其气也。其停饮者，由饮水过多，水停心下，心火恶水不能自安，虽有余邪，必先治悸与水也。如小便利者，茯苓桂枝白术汤。小便少者，猪苓汤。

发　黄

《内经》曰：湿热交并，民多病瘅①。瘅者，瘅阳而无阴也。太阴脾土湿热所蒸，色见于外必发黄，湿气胜则如薰，黄而晦；热气胜则如橘，黄而明。伤寒发黄，热势已极，与畜血相类，但小便不利，大便实者为发黄，轻则五苓散，重则茵陈汤。小便自利，大便黑者，为畜血，轻则犀角地黄汤，重则桃仁承气汤。湿家为病，一身尽痛，发热身如薰黄，小便不利者，五苓散。小便自利无黄者，术附汤。若形如烟煤，摇头直视，环目黧黑，举②体发黄者，此皆脏也。

发　斑

发斑者，大热则伤血，血热不散，里实表虚，热气乘虚出于皮肤而为斑也。轻则如疹子，重则如锦纹。或本属阳，误投热药，或当汗不汗、当下不下，或汗下未解，皆能致此。有两症，一曰温毒，即冬时触寒至春发，汗下不解，邪气不散故也。一曰热病，因冬时温暖，感乖疠气，遇春暄热而发也，慎不可发汗，若汗之，重令开泄，更增斑烂矣。然斑之方萌，与蚊迹相类，发斑多见于胸腹，蚊迹只见于手足。阳脉洪大，病人昏

① 瘅（dàn 旦）：同“疸”。
② 举：全。

愦，先红后赤者，斑也。脉不洪大，病人自静，先红后黄者，蚊迹也。其或大便自利，或短气，燥屎不通，黑斑如果实靥①者，卢医②不能施其巧矣。凡汗下不解，足冷耳聋，烦闷咳呕，便是发斑之候。温毒发斑，咳而心烦，下利呕吐，下部并口有疮者，黄连橘皮汤。阳毒斑如锦纹，面赤咽痛，脉洪大不知人者，三黄石膏汤。便实燥渴者，调胃承气汤下之。发斑，通用升麻犀角汤。热多者，玄参升麻黄连一物汤。凡赤斑，五死一生，黑斑不救。

发　狂

《难经》曰：重阳者狂。伤寒热毒在胃，并入于心，遂使神不宁，志不定，始得，少卧不饥，谵语妄笑，甚则登高而歌，弃衣而起，逾垣上屋，骂詈不避亲疏，皆独阳亢盛，不大下之何能止也。若因当汗不汗，瘀热在里，下焦畜血如狂，大小便不利，虽时如狂，未至于狂耳，桃仁承气下之。重阳即阳毒，脉洪大，面赤咽痛，潮热发狂，或下利黄赤，阳毒升麻汤。不效者，三黄石膏汤。大便实者，调胃承气汤。经曰：太阳病不解，热结膀胱，其人如狂，而血下者愈。若外症已解，但小腹急结，与夫脉沉身黄，唇燥漱水，小水自利者，亦是血症如狂，轻则犀角地黄汤，重则桃仁承气下之。若狂言直视，便溺自遗，与汗后大热，脉燥狂言，不能食者，此为可虑也。

肉瞤筋惕

《内经》曰：阳气者，精则养神，柔则养筋。发汗过多，津

① 果实靥：果实表面凹陷的黑斑。
② 卢医：指春秋战国时期名医扁鹊，因家于卢国，故名。

液涸少，阳气偏枯，筋肉失所养，故惕惕然[①]动，瞤瞤然跳也。非温经助阳之药何以愈乎，故设真武汤以救之，羸[②]者去芍药，有热者去附子。或因汗吐下后，表里俱虚而有此症者，此逆之甚也。

拂　郁

拂郁者，乃阳气蒸越，形于头面体肤之间，聚而不散也。其症不同，如大便硬而气短燥渴者，实也，大柴胡。汗下后有此症，饮水而哕者，胃虚也，桂枝人参汤加茯苓。初得病发汗不彻，并于阳明，续自微汗出，面色赤者，阳气拂郁也，解肌汤。或汗不彻，其脉浮紧者，麻黄汤。或小便不利，时有微热，大便乍难，拂郁不得卧，此有燥屎作实也，承气汤下之。

瘥后昏沉

瘥后或半月，或十余日，终不惺惺错语，少神，或寒热似疟，或潮热，此因发汗不尽，余热在心包络间故也，知母麻黄汤微汗之。若胃口有热，虚烦而呕者，竹叶石膏汤加生姜。呕吐不已，膈上有寒，理中汤。从腰以下有水，牡蛎泽泻散。日暮微烦，以病方瘥，强与谷食不消也，损谷则愈矣。

劳复食复

病新瘥后，因劳动再发，为劳复。缘气血未平，余热未尽，一或有劳热，气遂还于经络而复发也，小柴胡汤加减治之。表

---

① 惕惕然：惶恐貌。

② 羸：原作“嬴”，据醉耕堂本、据文义改。

者汗之，里者下之。病新瘥后而多食复发者，为食复。缘土虚不能胜谷气也，令损谷气则愈，轻则消化，重则吐下，如关脉实，大热烦渴，谵语腹痛，大便实，急下之，不可缓也。

动　气

动气者，脏气不调，筑筑然跳动，随所主而形见于脐之左右上下也。其人先有痞气，而先感伤寒，医人不知痞积在内，妄施汗下吐法，致动其气，故曰动气。凡汗吐下不可轻，然伤寒看外症为当者，盖不在脉之可见，必待问症之为得。又有真气内虚，水结不散，气与之搏，即发奔豚，以其走动冲突如豚奔也，皆不宜汗下，通用理中去白术加桂。因白术燥肾闭气，故去之，桂能泄奔豚故加。然不言当脐有动气者，脾为中州以行津液，妄施汗下，必先动脾气，是以不言也。脐之左右上下动气，且不宜汗下，何况中州之气，岂敢轻动之乎。

不　仁

不仁者，谓不柔和，痛痒不知，针灸不知也。经曰：诸虚乘寒为郁冒不仁。盖其血气虚弱，不能周流于一身，于是正气为邪气所伏，故肢体顽麻不仁，厥如死尸，用桂麻各半汤不愈者，补中益气汤入姜汁。若身体如油，喘而不休，水浆不入者，此为命绝也。

阴阳易阴阳交

阴阳易者，如换易之易，以其邪毒之气交相易换也。男子病新瘥，妇人与之交，动淫欲而得病者；妇人病新瘥，男子与之交，动淫欲而得病者。其候身重气乏，小便绞痛，头不能举，足不能移，四肢拘急，百节解散，眼中生花，热气冲胸，在男子则阴肿，入小腹攻刺；在妇人则里急，连腰胯重，引腹内痛。若手足挛拳，其脉离经者，皆不治。若不因易而自病复发，为女劳复，通用逍遥散加减治之。阴阳交者，汗病不得发汗，汗之复生大热，狂言不食，其脉燥疾者不治。若脉浮数，表症犹在，可再汗之。若脉沉实则为胃实，又当下之，后复热者，同此法。再汗，用桂枝汤；再下，用承气汤。

不　眠

不得眠者，阳盛阴虚，则昼夜不得眠。盖夜以阴为主，阴气盛则目闭而卧安。若为阳所胜，故终夜烦扰而不得宁，所谓阴虚则与夜争也。汗出鼻干不得眠者，邪在表，甘葛解肌汤。若胃有燥屎，大热错语，及大汗，胃中干，不得眠者，邪在里也，宜大承气汤下之。胃不和则卧不安，故宜彻①热和胃也。若汗下后，虚烦不得眠，枝子豉汤。咳而呕，心烦闷不得眠者，水气也，猪苓汤。吐下后，心中懊憹不得眠者，枝子豉汤。阳胜阴，狂言不得眠，心烦乏气者，酸枣汤。阴胜阳，则惊悸昏沉，错语呻吟不眠者，犀角地黄汤。汗出脉虚不眠者，小建中汤。

多　眠

夫卫气者，昼则行阳，夜则行阴，行阳则寤，行阴则寐。阳气虚，阴气盛则目瞑，故多眠，邪传于阴而不在阳也。昏昏闭目者，阴自阖也。默默不言者，阴至静也。太阳病十余日，

① 彻：《六书》万历本作“散”。

脉浮细，嗜卧者，外已解，神将复也。设胸腹胁痛，鼻干不眠者，风热内攻不得汗者，小柴胡汤。脉浮者，羌活冲和汤，冬用麻黄汤。少阴病，但欲寐，尺寸俱沉细者，四逆汤。少阴病，欲吐不吐，欲呕不呕，心烦多寐五六日，自利而渴，小便白者，四逆汤。若复烦热，不得卧者，不治。三阳合病，欲眠目合则汗，谵语者，有热也，小柴胡汤。

瘛　疭

瘛疭①者，瘛则急而缩，疭则缓而伸。热则生风，风主乎动，故筋脉相引而伸缩。伤寒至此症，可谓危矣，能以去风涤热之剂，间有生者，是其幸也，治法与痓②病同。

二　痓

痓者，先太阳中风，重感于寒，无汗为刚痓；重感于湿，有汗为柔痓。俱身热足冷，颈项强急，恶寒头热，面红眼赤，独头摇，卒口噤，背反张，手足挛搐，皆痓病也。伤风头痛，常自汗出而呕，若汗之必发痓。大发湿家汗，亦作痓。新瘥血虚，汗出当风，亦成痓。若脉沉而迟，或紧或散于指外者，皆死症也。有汗，加减冲和汤。无汗者，羌活冲和汤。口噤咬牙者，大承气汤下之。

战　栗

战栗者，阴阳相争，故身为战摇也。邪气外与正气争则为

---

① 瘛疭（chìzòng 赤纵）：筋脉抽搐、弛缓之证，多用指抽搐。

② 痓（zhì 至）：痉挛。本为“痉”之误，后人相沿成习。

战，内与正气争则为栗。战者，正气胜，故有得汗而解。栗者则不战，而但鼓颔[①]，遂成寒症矣。此阴气内热，正不胜邪，经曰：阴中于邪，必内栗也。又云邪中下焦，阴气为栗，足膝逆冷，便溺妄出，皆此类耳，宜姜附四逆汤，加灼艾。若复燥而不得卧者，不治。

霍　乱

霍乱者，上吐下利，挥霍扰乱也。因邪气、饮食所伤，邪在中焦，既吐且利；邪在上焦，吐而不利；邪在下焦，利而不吐，俱用正气散加半夏生姜汁治之。如吐利不止者，理中汤。如上下不通，腹痛甚而头痛发热者，桂枝大黄汤。此为干霍乱，因所伤之物不得出，壅塞正气，阴阳隔绝，死者多矣，先用吐法。

百　合

百合者，百脉一宗，举身皆受病，无复所谓经络传次也。大病虚劳之后，脏腑不平，变成此症，似寒无寒，似热无热，欲食不食，欲卧不卧，欲行不行，口苦便赤，药入即吐利也。其脉微数，每尿则头痛者，六十日愈；不头痛但淅然恶寒者，四十日愈。若尿则快然，但头眩者，二十日愈，俱用百合知母汤、地黄汤、滑石代赭汤。

狐　惑

狐惑者，犹豫不决进退之义也。狐惑、湿䘌[②]皆虫症。盖腹

---

① 颔：原作“额”，据《六书》万历本改。
② 湿䘌（nì 匿）：虫食病。湿，原作“失”，据《六书》万历本改。

中有热，食人无多，肠胃虚空，三虫求食而食人五脏，其候四肢沉重，恶闻食气，默默欲眠，目闭舌口齿晦，面目间赤白黑色变易无常。虫食下部为狐，下唇有疮，其咽干。虫食其脏为惑，上唇有疮，其声哑。二者通用黄连犀角地黄汤加桃仁，越人望而畏之。

蛔　　厥

蛔厥者，厥阴病，人素有寒，妄发其汗，或汗后身有热，又复汗之，以致胃中虚冷，饥不能食，食即吐蛔，乍静乍烦，蛔或上或下，蛔闻食臭必出，所以食即吐蛔也。先用理中汤，次用乌梅丸。若误下之，利不止，四逆汤。

类伤寒四症

痰　　症

痰症，憎寒壮热，恶风自汗，胸满，气上冲咽，不得息，但身不痛，项不强。若涎多者，亦隐隐头疼，脉有寸浮者，亦有寸伏者，以意参之，柴胡半夏汤、金沸草散。气上冲者，瓜蒂散吐之。

伤　　食

伤食亦头疼，恶寒身热少，但左手脉平和，右手脉紧盛，知为伤食也，大橘皮汤、二陈汤。心腹满痛，大柴胡汤下之。胸满呕吐，瓜蒂散吐之。

虚　　烦

诸虚烦热与伤寒相似，但不恶寒，头不痛，身不痛为异耳。表既虚，不可汗。里不实，不可下。叔和云：虚烦有热，不可攻。

脚　气

伤寒传足不传手，所以寒湿之气发于足，则类伤寒，其症头疼身热，肢节痛，大便闭，或呕，但初病时起于脚膝，屈弱不能移动为异耳。感于寒，所患必冷，越婢、小续命汤入生姜汁最妙。感于暑，所患是热，小续命去附子减桂一半。脚肿，木瓜散、槟榔散。大便闭，脾约丸。

卷之四

伤寒劫病十三法

伤寒发狂奔走，人难制伏，先于病人处生火一盘，用醋一碗倾于火上，其烟冲鼻，入内即安。方可察其阳狂阴燥亲切，用药庶无差也。若初病起，头痛发热恶寒，方除以后，登高而歌，弃衣而走，大渴欲死，脉来有力者，乃因邪热传里，阳盛发狂，此为阳狂，当用寒药下之。凡见舌卷囊缩者，不治。若初病起，无头疼，身微热，面赤戴阳，烦躁，脉来沉微无力，欲坐卧于泥水中者，乃因寒极而发燥，即阴症似阳，此为阴燥，当用热药温之。凡见厥冷下利谵语者，不治。医者不看脉之虚实，妄以为虚阳上膈而燥，误为实热，反与凉药，使渴愈甚，燥愈急，则气消而成大害矣。须详脉来有力无力，此为良法。

伤寒腹中痛甚，将凉水一盏与病人饮之，其痛稍可者，属热痛，当用凉药清之，清之不已，或绕脐硬痛，大便结实，烦渴，属燥屎痛，急用寒药下之。若食积痛，同治法。若小腹硬痛，小水自利，大便黑，身目黄者属畜血痛，用寒剂加行血药，下尽黑物则愈，此三者皆痛随利减之法也。若饮水愈加作痛，属寒痛，当用温药和之，和之不已，或四肢厥冷，腹痛呕吐泻利，急用热药救之。

伤寒直中阴经真寒症，甚重而无脉，或吐泻脱元而无脉，将好酒、姜汁各半盏与病人服之，其脉来者可治。当察其脉用药，不拘脉浮沉大小，但指下出见者生。如用此法，脉不至者死。又当问病人有何疼痛处，若有痛症，要知痛甚者脉必伏，宜随病制宜。如无痛证，用此法而脉至者，乃为吉兆。尤当问病人，若平素原无正取脉，须用覆手取之，脉必见也，此属反关脉，诊法与正取法同。若平素正取有脉，后因病诊之无脉者，亦当覆手取之，取之而脉出者，阴阳错乱也，宜和其阴阳，如覆取正取俱无脉者必死。

伤寒舌上生胎，不拘滑白黄黑，俱用井水浸青布片于舌上洗净，后用生姜片子时时浸水刮之，其胎自退。凡见舌生黑胎芒刺者必死，此热毒入深，十有九死，是肾水克心火也。若发黄者，用生姜时时遍身擦之，其黄自退。若心胸胁下有邪气结实，满闷硬痛，法用生姜一斤捣渣①去汁炒，微燥带润，用绢包于患处，款款②熨之，稍可，又将渣和匀前汁炒干再熨许久，令其豁然宽快，此为良法。

伤寒鼻衄成流，久不止者，将山栀子炒黑为细末，吹入鼻内，外将水湿纸搭于鼻冲，其血自止。若点滴不成流者，其邪在经未解，照后秘方用药，不在此法。

伤寒热邪传里，服转药后用盐炒麦皮一升，将绢包于病人腹上，款款熨之，使药气得热而行，大便易通矣。

伤寒吐血不止，用韭汁磨京墨③呷之，其血见黑必止，如无韭汁，用鸡子清亦可，正谓赤属火而黑属水也。

伤寒直中阴经真寒症，或阴毒证，身如被杖，腹中绞痛，呕逆沉重，不知人事，四体坚冷如石，手指甲唇青，药不得入口，六脉沉细，或无脉欲绝者，将葱缚一握切去根叶，取白三

---

① 渣：原作“查”，据醉耕堂本改。

② 款款：徐缓貌。

③ 京墨：由松烟末和入胶质、香料作成。明代龚廷贤《药性歌括四百味》：“京墨味辛，吐衄下血，产后崩中，止血甚捷。”

寸许，捣如饼，先用麝香半分填于脐中，后放葱饼脐上，以火熨之，连换二三饼，稍醒，灌入生姜汁，煎服回阳救急汤。如不醒，再灸关元、气海二三十壮，使热气通其内，逼邪出于外，以复阳气。如用此法，手足温和，汗出即醒者，生也；如用此法手足不温，汗不出，不省人事者，必死。

伤寒热病，热邪传里，亢极无解，用黄连煎水一盏，放井中顿冷，浸青布搭在胸中，徐徐换之，待热势稍退即除，不可久渍，夏天用此法，冬不宜用。

伤寒服药转吐出不纳者，随用竹管重捺[1]内关，后将生姜自然汁半盏热服，其吐即止。大凡服寒药热饮，热药寒饮，中和之剂，温和服之。如要取汗，虽辛甘之剂，亦宜热服。如要止汗，虽辛甘温之剂，亦宜温服。

中风痰厥，昏迷卒倒，不省人事，欲绝者，先用皂荚末，燃[2]纸烧烟，冲入鼻中，有嚏可治。随用吐痰法，将皂荚末五分，半夏、白矾各三分，为细末，姜汁调服，探吐后服导痰汤加减治之，无嚏不可治。

治干霍乱不得吐者，用滚汤一碗，入皂荚末三分，盐一撮调服，探吐。莫与米汤，设若与之，即死，是谷气反助邪气也。

中寒卒倒，昏迷不省者，先用热酒、姜汁各半盏灌入，稍醒后服加味理中汤。如不饮酒者，止用姜汁灌之，依法调治，此证冬月有之，余月少也。

---

① 捺（nà那）：按压。

② 燃：原作“撚”，据醉耕堂本改。

秘用三十七方就注三十七槌法

升麻发表汤即麻黄汤加减

治冬月正伤寒，头痛，发热恶寒，脊强，脉浮紧，无汗，为表症，此足太阳膀胱经受邪，当发汗，如头如斧劈，身如火炽者，宜用。

麻黄四分　桂枝　甘草各三分　杏仁去皮尖　白芷　防风各八分　升麻五分　羌活　川芎各一分

发热恶寒，头痛，无汗而喘者，加干葛，去升麻；身体痛，加苍术、芍药，去杏仁；身痒面赤者，以不得小汗出，去白芷、杏仁，加柴胡、芍药；胸中饱满者，加枳壳、桔梗；感寒甚重，服不作汗，宜再服二三剂，汗仍不出者，必死。

水二钟，姜三片，葱白二茎。槌法加豆豉一撮煎之，热服取汗，宜厚被覆首。若中病即止，不得多服，多则加别病。

疏邪实表汤即桂枝汤加减

治冬月正伤风，头痛，发热恶寒，脊强，脉浮缓，自汗，为表症，此足太阳膀胱经受邪，当实表散邪，无汗者不可服。

白术　赤芍各一钱　桂枝三分　防风　川芎　羌活各八分　甘草二分

如汗不止，加黄芪；喘，加柴胡、杏仁。

水二钟，姜三片，枣二枚。槌法加胶饴二匙煎之，温服。

羌活冲和汤以代桂枝麻黄青龙各半等汤，此太阳经之神药也

治春夏秋感冒暴寒，头痛，发热恶寒，脊强，无汗，脉浮紧，宜发散，不与冬时正伤寒同治法，此汤①非独治三时暴寒，

① 汤：原作“易”，据醉耕堂本改。

春可治温，夏可治热，秋可治湿，治杂证亦有神效。

川芎　防风　苍术各八分　羌活　黄芩　地黄各一钱　白芷八分　甘草　细辛各三分

胸中饱满，加枳壳、桔梗，去地黄；夏月，加石膏、知母，名神术汤，如服此汤不作汗，加苏叶；喘，加杏仁、地黄；汗后不解，宜再服。汗下兼行，加大黄，釜底抽薪之法。其春夏秋感冒，非时伤风，亦有头痛恶寒，少热自汗，脉浮缓，宜实表，去苍术、细辛，加白术。若汗不止加黄芪、芍药。

水二钟，姜三片，枣二枚，煎至一钟。槌法加葱白，捣汁五匙，入药再煎一二沸。如发汗，用热服；止汗，温服。

柴葛解肌汤即葛根汤加减

治足阳明胃经受症，目痛鼻干，不眠头疼，眼眶痛，脉来微洪，宜解肌，属阳明经病，其正阳明腑病，别有治法。

柴胡　干葛　黄芩　芍药各一钱　羌活　白芷各八分　桔梗七分　甘草三分

无汗恶寒甚者，去黄芩，加麻黄。冬月宜加，春宜少，夏秋去之，加苏叶。

水二钟，姜三片，枣二枚。槌法加石膏末一钱煎，热服。

柴胡双解饮即小柴胡汤加减

治足少阳胆经受症，耳聋胁痛，寒热，呕而口苦，脉来弦数，属半表半里症，宜和解，用此。

柴胡一钱二分　黄芩一钱　陈皮八分　芍药　人参　半夏各五分　甘草三分

小便不利，加茯苓；胁痛，加青皮；寒热似疟，加桂枝；痰多，加瓜蒌仁、贝母；渴，加天花粉、知母；齿燥无津液，加石膏；咳嗽，加五味、金沸草①；虚烦，加竹叶、炒粳米；少阳与阳明合病，加葛根、芍药；如拾芥，妇人热入血室，加当归、红花；男子热入血室，加生地黄；呕者，入姜汁、竹沥；伤寒无表症，热胜者，加大黄；甚者，加芒硝。

水二钟，姜一片，枣二枚。槌法入生艾汁三匙煎，温服。

桂枝大黄汤即桂枝汤加减

治足太阴脾经受症，腹满而痛，咽干而渴，手足温，脉来沉而有力，此因邪热从阳经传入阴经也。

柴胡　大黄　芍药各一钱　桂枝　甘草各五分　枳实八分

腹满不恶寒而喘者，加大腹皮，去甘草。

水二钟，姜一片，枣一枚。煎，临服，槌法入槟榔磨水三匙，热服。

加味理中汤即理中汤加减

治足太阴脾受症，自利不渴，手足温，身无热，脉来沉而无力，此属脏寒。

干姜　肉桂各四分　白术一钱　人参　陈皮　茯苓各八分　甘草三分

厥冷消渴，气上冲心，饥不欲食，食即吐蛔，腹痛大便实者，加大黄、蜜少许利之；腹濡满时减者，去甘草；呕吐，入半夏、姜汁；踡卧沉重，利不止，少加附子；利后身体痛者，急温之，加附子；自利腹痛，入木香，磨姜汁调服和之。

水二钟，姜一片，枣二枚。煎，临服，槌法入炒陈壁土一匙调服，取土气以助胃气。

茵陈将军汤即茵陈汤加减

治足太阴脾经腹满，身目发黄，小水不利，大便实，发渴，

① 金沸草：即旋覆花。

或头汗至颈而还，脉来沉重者，宜用。

大黄　山栀　黄芩各一钱　茵陈　厚朴　枳实各八分　甘草三分

大便自调者，去大黄、厚朴，加大腹皮，利小便，清为效。

水二钟，姜一片。槌法加灯心一握煎之，热服。

导赤散即五苓散加减

治小水不利，小腹满，或下焦畜热，或引饮过多，或小便赤涩而渴，脉沉数者，宜用。惟汗后亡津液与阳明汗多者，不宜服。

茯苓　栀子　白术各一钱　泽泻　猪苓各八分　甘草　桂枝各三分　滑石半钱

身目黄者，加茵陈；水结胸证，加木通、灯心；得病起无热，但谵语，烦躁不安，精采不与人相当，此汤治之。

水二钟，姜一片，灯心二十茎。槌法入盐二字，调服。

六乙顺气汤

治伤寒热邪传里，大便结实，口燥咽干，怕热谵语，揭衣狂妄，扬手掷足，班黄阳厥，潮热自汗，胸腹满硬，绕脐疼痛等症，悉皆治之，能代大小承气、三乙承气、调胃承气、大柴胡、大陷胸等汤，神效药也。

大黄一钱二分　枳实　黄芩　厚朴　柴胡　芒硝　芍药各一钱　甘草三分

凡伤寒过经，及老弱并血气两虚之人，或妇人产后有下症，或有下后不解，或有表症尚未除而里症又急，不得不下者，用此汤去芒硝下之则吉。盖恐硝性燥急，故有此戒。凡伤寒邪热传里结实，须看热气浅深用药。经云：转药孰紧。有芒硝者，紧也。大承气最紧，小承气次之，调胃承气又次之，大柴胡又次之，大柴胡加大黄，小柴胡加芒硝，方为转药，盖为病轻者设也。仲景又云：荡涤伤寒热积，皆用汤液，切禁丸药，不可不知。

水二钟，先煎滚三沸，后入药煎至八分。槌法临服入铁锈①水三匙调服，立效。取其性沉重之义，最能坠热，开结有神，此千金不传之秘。

如神白虎汤即白虎汤加减

治身热渴，有汗不解，或经汗过渴不解，脉来微洪，宜用。

石膏二钱　麦门冬　知母　栀子各一钱　人参五分　甘草三分　五味子九粒

心烦，加竹茹；大渴，背恶寒，去栀子，加花粉，无渴不加。

水二钟，姜一片，枣一枚。槌法加淡竹叶十片煎，热服。

三黄石膏汤

治阳毒发斑，身黄如涂朱，眼珠如火，狂叫欲走，六脉洪大，燥渴欲死，鼻干面赤，齿黄，过经不解，已成坏症。表里皆热，欲治其内，表尤未解；欲发其表，里症又急，不能措手。不知热在三焦，闭塞经络，津液荣卫不通，遂成此症。又治汗下后，三焦生热，脉洪谵语，昼夜喘息，鼻时加衄，身目俱黄，狂叫欲走，通用此汤，治之如神。

石膏三钱　麻黄　香豉各五分　黄连　黄柏　黄芩　栀子各一钱

水二钟，姜三片，枣一枚。槌法入细茶一撮煎，热服。

三黄巨胜汤

治阳毒发斑，狂乱妄言，大渴叫喊，目赤脉数，大便燥实，

① 锈：原作“绣”，据醉耕堂本改。

上气喘急，舌卷囊缩，难治者，权以此汤劫之。

三黄石膏汤内去麻黄、香豉，加大黄、芒硝是也。

水二钟，姜一片，枣二枚，煎。槌法临服入泥浆清水二匙。

冲和灵宝汤

治两感伤寒，起于头痛，恶寒发热，口燥舌干，以阳先受病多者，以此汤探之，病即愈。

羌活　黄芩　柴胡各一钱　白芷　防风　干葛　川芎各八分　地黄　石膏各一钱五分　甘草　细辛各三分

水二钟，姜三片，枣二枚。槌法入黑豆一撮煎之，温服，取微汗可愈。如不愈，表症多而甚急者，方可用麻黄葛根汤解之。表解，如里症多而甚急者，先以调胃承气汤攻之。如阴经自中病，发热下利，身疼痛，脉沉细无力，不渴，踡卧昏重者，又当先救里，温之，回阳救急汤。分表里寒热而治，此其权变大法也。古云：两感虽为死症，犹有可救之理。若发表攻里一误，则枉死者多，良可痛哉。

桃仁承气对子即桃仁承气汤加减

治热邪传里，热畜膀胱，其人如狂，小水自利，大便黑，小腹满痛，身目黄，谵语燥渴，为畜血症，脉沉有力，宜服此汤，下尽黑物则愈。未服前而血自下者，为欲愈，不宜服。

桃仁去皮尖　大黄　芒硝　柴胡各一钱　芍药　枳实　当归各八分　青皮五分　桂枝　甘草各三分

水二钟，姜三片。煎，临服，槌法入苏木煎汁三匙调服。

消斑青黛饮

治邪热传里，里实表虚，血热不散，热气乘于皮肤而为斑也。轻则如疹子，重则如锦纹，重甚则斑烂皮肤，俱宜此汤治之。

人参　青黛　黄连各五分　犀角磨　知母　柴胡　玄参　山栀　地黄各一钱　石膏一钱五分　甘草三分

大便实者，去人参，加大黄。

水二钟，姜二片，枣二枚。煎，槌法临服入苦酒一匙调服。

生地芩连汤

治鼻衄成流，久不止者，或热毒入深，吐血不止者，或去血过多，错语失神，撮空闭目，不知人事者，宜用。

地黄一钱五分　黄芩　黄连　山栀　柴胡各一钱　桔梗　芍药　川芎各八分　犀角磨　甘草三分

鼻衄外用劫法，水湿纸札于鼻中。

水二钟，枣一枚，煎至八分。槌法临服入茅根捣汁，磨京墨调服。如无茅根，以藕捣汁亦可。

加味犀角地黄汤

治烦躁漱水不下咽者，属上焦有瘀血，宜用。

犀角磨，无，以升麻代　生地黄一钱五分　芍药　桔梗　当归　陈皮各八分　甘草　红花各三分　牡丹皮去骨，八分

水二钟，姜三片。煎，临服，槌法入生藕节捣汁三匙，温服。

回阳救急汤即四逆汤加减

治寒邪直中阴经真寒症，初病无身热，无头疼，止恶寒，四肢厥冷，战栗腹痛，吐泻不渴，引衣自盖，踡卧沉重，或手指甲唇青，或口吐涎沫，或至无脉，或脉来沉迟无力者，宜用。

熟附子　干姜　人参各五分　茯苓　白术各一钱　官桂四分　甘草三分　陈皮　半夏各七分　五味子九粒

无脉者，加猪胆汁一匙；泄泻不止，加升麻、黄芪；呕吐涎沫，或有小腹痛，加盐炒茱萸；呕吐不止，加姜汁。

水二钟，姜三片。煎，槌法临服入麝三厘调服。以手足温和即止，不得多服，多则加别病。如止后，可用前理中饮加减治之。

回阳反本汤

治阴盛格阳，阴极发燥，微渴面赤，欲坐卧于泥水井中，脉来无力，或脉全无欲绝者，宜用。

熟附子　干姜　人参各五分　腊茶①　甘草各三分　五味子九粒　麦门冬去心一钱　陈皮七分

面戴阳者，下虚也，加葱七茎，黄连少许。

澄清泥浆水一钟，煎，槌法临服入蜜五匙，顿冷服之，取汗为效。

温经益元散

治因汗后大虚，头眩振振欲擗②地，并肉瞤③筋惕，及发汗太多，卫虚亡阳，汗出不止，或下后利不止，身体疼痛者，悉宜用。

人参　肉桂　甘草各四分　熟地　生地　白术　当归各一钱　白芍　陈皮　黄耆　茯苓各八分

饱满，加枳壳，去地黄；利不止，加炒白术、升麻、陈壁土，去地黄、当归；呕吐，加姜汁制半夏；汗后恶风寒，去肉桂、生地黄，加桂枝、胶饴；头痛加川芎、羌活；有热，去肉桂；瘦人，去芍药。

---

① 腊茶：即蜡茶，是建州（今福建南平市建瓯市）茶的别名。宋人程大昌《续演繁露》云："建茶名蜡：茶，为其乳泛汤面，与熔蜡相似，故名蜡面茶。"

② 擗（pǐ　匹）：擗，原作"避"，据醉耕堂本改。站立不稳，欲倒地以自持。

③ 瞤：原作"润"，据醉耕堂本改。

水二钟，姜三片，枣一枚。槌法加糯米一撮煎，温服。

柴胡百合汤

治瘥后昏沉，发热口渴，错语失神，及食复、劳复、百合等症，悉宜治之。

柴胡　生地　黄芩各一钱　知母　百合　陈皮　人参各八分　甘草三分

头微痛，加羌活、川芎；胸中烦躁，加栀子；呕吐，入姜汁炒半夏；食复，加枳实、黄连；瘥后干呕，错语失神，呻吟睡不安者，加黄连、犀角；心惊悸为血少，加当归、茯苓、远志；咳嗽，加杏仁、百合；痰甚，加瓜蒌仁、贝母；劳复时，热不去，加葶苈、乌梅、生姜汁；虚汗，加黄芪、酸枣仁；胸中虚烦，加竹茹、竹叶；脾倦，加白术；腹如雷鸣，加煨生姜。

水二钟，姜三片，枣二枚。槌法醋煮鳖甲煎之，温服。

如　圣　饮

治刚柔二痓，头榣①口噤，身反张，手足挛搐，头面赤，项强急，与瘛疭等症，宜用。

羌活　防风　川芎　白芷　芍药　当归各八分　乌药七分　柴胡　黄芩各一钱　半夏　甘草各四分

有汗是柔痓，加白术、桂枝；无汗是刚痓，加麻黄、苍术；口噤咬牙者，大便实者，加大黄。

水二钟，姜三片，煎之。槌法临服入姜汁、竹沥，温服。

逍　遥　散

治伤寒瘥后，血气未平，劳动助热，复还于经络，因与妇人交而复发者，谓之劳复。因交淫欲而无病人反得病者，谓之

---

① 榣：树木晃动。

阴阳易。予曾见舌出数寸而死者多矣，此症最难治，宜用此汤。

人参　知母　地黄　柴胡各一钱　甘草　韭根各三分　黄连五分　犀角磨　活石①一钱五分　竹青

如卵缩腹痛，倍加黄连。

水二钟，姜三片，枣二枚，煎之。槌法临服入烧裈裆②末一钱半调服，有粘汗出为效。如无则再服，以小水利、阴头肿即愈。

升阳散火汤

治叉手冒胸，寻衣摸床，谵语昏沉，不省人事，名曰撮空症。小便利者可治，如不利者难治。

人参　当归　芍药各八分　黄芩　麦门冬　白术　柴胡各一钱　陈皮　茯神各八分　甘草三分

有痰，加姜汁炒半夏；大便燥，谵语发渴，加大黄。

水二钟，姜二片，枣二枚。槌法入金首饰煎之，热服。

再造散

治头痛发热，项脊强，恶寒无汗，用发汗药二三剂，汗不出者，庸医不论时令，遂以麻黄重药及火劫取汗，误死者多，不知阳虚不能作汗，故有此症，名曰无阳症。

黄耆　人参各一钱　桂枝　熟附　细辛　甘草　煨姜各三分　防风　川芎　羌活各八分

夏月加黄芩、石膏，冬月不必加。

水二钟，枣二枚，煎至一钟。槌法加炒芍药一撮，煎三沸服。

---

① 活石：即滑石。

② 裈（kūn 昆）裆：裤裆。

黄龙汤

治心下硬痛，下利纯清水，谵语发渴，身热，此利因热邪传里，胃中燥屎结实使然，非内寒而利，乃日逐自饮汤药所致也，宜急下之，名曰热结利症。身有热者宜用，无热者用前六乙顺气汤。

大黄　芒硝各一钱　厚朴　人参　枳实　当归各八分　甘草三分

年老气血虚者，去芒硝。

水二钟，姜二片，枣二枚，煎之。槌法再加桔梗，煎一沸，热服为度。

调荣养卫汤即补中益气汤加减

治头痛身热，恶寒微渴，濈濈然汗出，身痛，脚腿酸①疼，无力沉倦，脉空浮而无力，庸医不识，大发其汗，轻变重矣。不知劳力内伤气血，外感寒邪，名曰劳力感寒症，宜少辛甘温之剂则愈。有下症者，大柴胡下之则缓。

人参　黄芪　当归　羌活　防风　白术　陈皮各八分　柴胡　地黄各一钱　甘草　细辛各三分　川芎七分

元气不足者，须知至阴之下求其升，加升麻少许；口渴加天花粉、知母；喘嗽，加杏仁，去升麻；汗不止，加芍药，去升麻、细辛；饱闷，加枳壳、桔梗，去地黄、甘草、黄耆；痰盛，加瓜蒌②仁、贝母，去防风、细辛；腹中痛，去芪、术，加白芍和之。

水二钟，姜三片，枣二枚。槌法入葱白一茎煎之，温服。

---

① 酸：原作“痠”，据醉耕堂本改。
② 蒌：原作“娄”，据醉耕堂本改。

导赤各半汤

治伤寒后心下不硬，腹中不满，大小便如常，身无寒热，渐变神昏不语，或睡中独语一二句，目赤唇焦，舌干不饮水，稀粥与之则咽，不与则不思，形如醉人，此热传手少阴心也，心火上而逼肺，所以神昏，名越经症。

人参　黄连　茯神各六分　山栀　黄芩　麦门冬　知母各一钱　甘草三分　滑石一钱五分　犀角磨

水二钟，姜枣煎之。槌法加灯心一握，煎三沸，热服。

益元汤

治有身热，无头痛，不烦便作躁闷，面赤，饮水不得入口，庸医不识，呼为热症，而用凉药，误死者多。不知元气虚弱，是无根虚火泛上，名曰戴阳症。

熟附　干姜　黄连　人参各五分　甘草　艾各三分　知母　麦冬各一钱　五味子九粒

水二钟，姜一片，葱二茎，枣二枚，煎。临服，槌法入童便三匙，冷服。

桂苓饮

治初得病无热，谵语，烦躁不安，精采不与人相当，庸医不识，呼为发狂，误用下药，死者多矣。不知此因热结膀胱，名曰如狂症。

猪苓　泽泻　白术　黄柏各八分　甘草　桂枝　苏叶各三分　山栀　知母各一钱

水二钟，姜三片，煎至一钟。槌法加活石一钱，煎三沸，温服，取微汗为效。

当归活血汤

治无头疼，无恶寒，止身热发渴，小便利，大便黑，口出无伦语，庸医不知，认作热症，而用凉剂，误人多矣。不知内传心脾二经，使人昏迷沉重，名挟血，如见祟症。

当归　人参　柴胡各八分　地黄一钱　赤芍　枳壳　桃仁泥　红花　干姜　甘草　桂心各三分

三帖后去桃仁、红花、干姜、桂，加白术、茯苓。

水二钟，姜一片，煎之。槌法入酒三匙调服。

加味导痰汤

治痰症，憎寒壮热，头疼，昏沉迷闷，上气喘急，口出涎沫，此因内伤七情，以致痰迷心窍，神不守舍，出舍空，空则痰生也，名曰挟痰，如鬼祟痰症，类伤寒与此同治法。

茯苓　白术　桔梗各八分　南星　枳实各七分　半夏　陈皮　黄连　瓜蒌仁　贝母各五分　黄芩一钱　甘草三分

年力壮盛，先用吐痰法，次服此汤。

水二钟，姜三片，枣二枚，煎。临服，槌法入竹沥、姜汁，温服。

加减调中饮

治食积类伤寒，头痛，发热恶寒，气口脉紧盛，但身不痛为异耳。经云：饮食自倍，肠胃乃伤。轻则消化，重则吐下。

苍术　厚朴　陈皮　枳实　白术　神曲　山楂各八分　黄连五分　草果四分　甘草　干姜各三分

腹痛，加桃仁；痛甚，大便实，加大黄，去白术、干姜、草果、山楂、神曲；心中兀兀[①]欲吐者，与干霍乱同吐法，用滚水一碗，入盐一撮，皂荚末五分，探吐。

水一钟，姜一片，煎之。槌法临服用木香磨汁入药服。

---

① 兀兀：不稳定的。此谓心中不适貌。

加减续命汤

治脚气类伤寒，头痛，身热恶寒，肢节痛，便闭呕逆，脚软屈弱，不能转动，禁用补剂及淋洗。

防风　苍术　白术　川芎　防己　羌活各八分　麻黄四分　白芍一钱　桂枝　甘草各三分

暑中三阴，患必热，脉来数，去麻黄、桂枝，加黄芩、黄柏、柴胡；寒中三阳，患必冷，脉来迟，加附子。起于湿者，脉来弱，加牛膝、木瓜；起于风者，脉来浮，加独活。元气弱，加人参少许；大便实，加大黄。

水二钟，姜一片，枣二枚，灯心二十茎，煎。槌法入姜汁服。

芩连消毒汤

治天行大头病，发热恶寒，头项肿痛，脉来洪，喉痹痰热。

黄芩　柴胡各一钱　桔梗　川芎　防风　羌活　枳壳各八分　甘草三分　连翘　射干　白芷　黄连各七分　荆芥

先服，加大黄，利一二次后去大黄，加人参、当归。

水二钟，姜三片，煎至一钟，鼠粘子①一撮再煎一沸。槌法入竹沥、姜汁调服。

六神通解散

治时行三月后，谓之晚发，头痛身热，恶寒，脉洪数，先用冲和汤不愈，后服此。

麻黄四分　甘草　细辛各三分　石膏　滑石　黄芩各一钱　川芎　羌活　苍术各八分

水二钟，姜三片。槌法入豆豉一撮、葱白一茎煎之，热服。

---

① 鼠粘子：即牛蒡子。

续补七方

小柴胡汤又名和解散

治伤寒五六日，身热恶风，往来寒热，胸胁苦痛，默默不欲食，心烦喜呕，或烦渴不吐，腹中痛，或胁下痞硬，或心下悸，小便不利，或不渴，身有微热；妇人中风七八日，续得寒热，发作有时，经水适断，甚者热入血室，俱此汤主之。

柴胡三钱　黄芩二钱　甘草五分　人参　半夏各一钱

头痛，加羌活、防风；渴，去半夏。胸满，咽痛，加枳壳、桔梗；胁痛，加芍药、石菖蒲；腹痛，加枳壳、大黄。咳嗽，加杏仁、五味，去人参；呕逆，加姜九片、陈皮一钱。春温病时行，加生地黄、川升麻；夏中暑，头痛身热，加黄连。汗下后病不解，加芩、连、栀、柏；结胸加瓜蒌子。发黄加茵陈、黄柏；发黄有血症，加桃仁、当归；狂乱，加大黄、朴硝；衄血，下血，加黄连；小便不利，心下悸，加茯苓；疟疾或先寒后热，或先热后寒，加川常山、尖槟榔，各未发二时前服。

水二钟，姜四片，枣二枚，煎，温服。

人参败毒散

治伤风瘟疫，风湿，头目昏眩，四肢疼痛，憎寒壮热，项强目睛疼，鼻寒，风眩拘急。

柴胡一钱　人参五分　前胡　川芎　茯苓　桔梗　羌活各八分　独活　枳壳各七分　甘草二分

咳嗽，加半夏、杏仁；热加芩、连、栀、柏。口干舌燥，加黄芩。风热加荆芥、防风，名荆防败毒散。消风散相合，名消风败毒散。

水二钟，姜三片，葱三茎，煎至一钟，热服，取微汗，中病即止。

五积散

治感冒寒邪，头痛身疼，项强拘急，恶寒呕吐，腹痛，及伤寒发热，头痛恶风，内伤生冷，外感风寒，并寒湿客于经络，腰脚酸疼，及妇人经脉不调，腹痛带下等症。

白芷　陈皮　厚朴各六分　桔梗　川芎　芍药　当归　茯苓各八分　苍术　枳壳各七分　半夏　麻黄各四分　干姜三分　甘草　肉桂各三分

有汗，去苍术、麻黄；气虚，去枳、桔，加参、术。妇人调经，用艾醋；腹痛挟气，加吴茱萸。四肢逆冷，呕吐，加附子；乳痈初作，加牛膝、生地；半身不遂，遍身麻痹，加麝少许。有熟料五积，即本方除白芷、肉桂二味外十三味，入淡醋，用慢火炒，令色变，摊冷入桂、芷和匀。产后寒热，去麻黄，加乌药。寻常冬月感寒，无汗，量用麻黄，其十三味药仍行干炒。

水二钟，姜五片，葱二茎，同煎热服。

葛根汤

治太阳病，项背强急，无汗恶风，脉带弦浮，发热；又治太阳与阳明合病，必自利，此汤并主之。

葛根二钱　甘草五分　麻黄六分

水二钟，姜四片，枣二枚，煎服，微覆取汗。

升麻汤

治伤寒中风头痛，憎①寒壮热，肢体疼痛，发热恶寒，鼻中干不得卧，兼治寒暄不时，人多疾疫，乍寒脱衣，及暴热之

① 憎：原作“增”，据醉耕堂本改。

颂，忽然变寒，身体疼痛，头重如石。

升麻　甘草　芍药　葛根各等分

水一钟，煎至七分，不拘时服，寒多即热服，热多即温服。若老人，去芍药，加柴胡、茯苓、人参各一钱。

独活散

治伤风湿热等病。

羌活一钱　独活　枳壳　防风各八分　人参　麻黄汤泡二次　茯苓七分　细辛　菊花　甘草各三分　蔓荆子五分

水二钟，生姜三片，薄荷五叶同煎。

解肌汤

治瘟病大[1]行，头痛壮热，春感青邪，发热而渴，不恶寒。

葛根一钱　桂枝三分　黄芩　芍药各一钱　麻黄四分　甘草三分

水二钟，枣二枚，煎服。如不解，再服取汗。

制药法

用附子，去皮脐，先将盐水、姜汁各半盏，用砂锅煮七沸，后入黄连、甘草各半两，再加童便半盏，再煮七沸，住火良久，捞起入磁器盛贮，伏地气一昼夜，取出晒干，以备后用，庶无毒害。顶圆脐正，一两一枚者佳。

用川大黄，须锦纹者佳，剉[2]成饮片，用酒和匀，炒干以备后用，庶不伤阴血。如年壮实热者生用，不须制之。

用麻黄去节，先滚醋汤，略浸片时，捞起以备后用，庶免大发。如冬月严寒，腠理至密，当生用者，不须制之。

---

① 大：《六书》万历本作“天”，义胜。

② 剉（cuò错）：铡切。

用吴茱萸，将盐水拌[1]匀，炒燥以备后用，庶无小毒。

煎药法

用发汗药，先煎麻黄一二沸，后入余药同煎。

用止汗药，先煎桂枝一二沸，后入余药同煎。

用和解药，先煎柴胡一二沸，后入余药同煎。

用下药，先煎滚水，入枳实一二沸，后入余药同煎。

用温药，先煎干姜一二沸，后入余药同煎。

用行血药，先煎桃仁一二沸，后入余药同煎。

用利水药，先煎猪苓一二沸，后入余药同煎。

用消渴药，先煎天花粉一二沸，后入余药同煎。

用止泻药，先煎炒白术一二沸，后入余药同煎。

用止痛药，先煎白芍药一二沸，后入余药同煎。

用发黄药，先煎茵陈一二沸，后入余药同煎。

用发斑药，先煎青黛一二沸，后入余药同煎。

用发狂药，先煎石膏一二沸，后入余药同煎。

用呕吐药，先煎半夏一二沸，后入余药同煎。

用劳力感寒药，先煎黄芪一二沸，后入余药同煎。

用感冒伤寒药，先煎羌活一二沸，后入余药同煎。

用暑症药，先煎香薷一二沸，后入余药同煎。

用风病药，先煎防风一二沸，后入余药同煎。

用湿症药，先煎苍术一二沸，后入余药同煎。

用腹如雷鸣药，先煎煨生姜一二沸，后入余药同煎。

① 拌：原作“伴”，据醉耕堂本改。

解药法

用附子后身目红者，乃附毒之过，用萝卜捣水，滤汁二大盏，入黄连、甘草各半两，犀角三钱，煎至八分，饮服以解附毒，其红即除。如解迟则血从耳目口鼻出，必死。无萝首①，用萝首子捣水取汁亦可。如无萝首子，用澄清泥浆水亦可也，此为良法。

用大黄后泻利不止者，用乌梅二个，炒粳米一撮，干姜三钱，人参、炒白术各半两，生附子皮一钱半，甘草一钱，升麻少许，灯心一握。水二大钟，去渣，后入炒陈壁土一匙调服，即止，取土气以助胃气也，此为良法。

用麻黄后汗出不止者，将病人发披水盆中，足露出外，用炒糯米半升，龙骨、牡蛎、藁本、防风各一两，研为细末，周身扑之，随后秘方用药，免致亡阳而死，此为良法。

① 首：《六书》万历本作“卜”，义胜。

校注后记

《伤寒六书纂要辨疑》系明末医家童养学对明初医家陶华（号节庵）所撰《伤寒六书》进行纂要辨疑而成。

一、著作内容及学术影响

童养学《伤寒六书纂要辨疑》的编辑，是发端于他对明初名医陶华所著《伤寒六书》的深入研究基础之上。陶氏专注于伤寒学的研究，《伤寒六书》是其代表作，该书研究伤寒，活看六经，不拘六经传变，注重八纲，强调辨证；还将成无己之《伤寒明理论》五十条发展为八十七条，对原书删繁就简、补缺拾遗，促进了伤寒学术研究的进步，尤其是他还创制了柴葛解肌汤、羌活冲和汤、黄龙汤等名方，一直流传至今。但由于陶华所著《伤寒六书》是将其数十年间研究伤寒的心得经验以札记的形式汇集成书，未经较为系统的梳理，造成多个篇目之间文词重叠，冗繁错杂，颇受后人诟病，如清代医家汪琥认为该书“命名鄙俚，辞句重复，辨证不明，方药杂乱，以至俗学传习，流祸至今未已”。童氏推崇陶氏之学，为使陶氏之书瑕不掩瑜，决意对其书重加整理，删其浮词赘言，集其高论大意，补其阙失遗逸，发其隐奥微言，而成《伤寒六书纂要辨疑》。该书行文精简、立论公允，全面展示了陶氏伤寒研究的主要成就，书中颇多言简意赅之论，且能补陶氏之不足，对于丰富伤寒理论内涵具有一定的学术价值。

童氏针对陶氏《伤寒六书》中存在的论述分散、要点琐碎等问题，按照述脉、分经、议论、析症、列方为序，选择陶氏书中代表性的论述重新编次，去其粗存其精，将散在于多篇中的同类关键性论述汇集于一处，条理鲜明，要点突出。如卷一中“浮脉形状指法主病”，乃童氏将《伤寒六书·伤寒琐言》“伤寒用浮中沉三脉法”中的脉法内容与《伤寒六书·伤寒证脉药截江网》的“伤寒无阴证辨”中的治法合辑而得，重新整理后使该篇脉象的生理形态、病理表现与治法有机结合，方便全面学习掌握脉象知识。又如卷一“太阳经见证法”至“厥阴经见症法”等关于六经见证和用药法的内容，是童氏将《伤寒六书·伤寒一提金》“一提金六经证治捷法”的六经见症部分与《伤寒六书·伤寒明理绪论》“六经用药格法”的用药大法结合而成。重新梳理后的内容，将六经病症与相对应的治疗大法融为一体，对于融汇贯通陶氏学术思想具有重要的意义。

陶氏书中多篇论述语句繁杂，有失精炼，童氏对其中涉及感慨、劝勉、叙事等与陶氏学术思想关联度不高的文词多作删减，便于读者掌握其要点。如卷一中“伤寒脉证指法”，乃童氏对《伤寒六书·伤寒家秘的本》中“伤寒秘要脉证指法”所做整理而得。童氏将陶氏文中篇头“伤寒治法，得其纲领者，如拾芥。若求之多歧，则支离破碎，如涉海问津矣……叔和脉云指下难明者，真言也。今人夸诞通晓者，但能言而不能行也”等劝勉之词一并舍去，开门见山，专注脉证，先论伤寒表里传变次序，再论三阴传经热症、三阴直中寒症在病机、证候、治法等方面的辨别要点，可谓井然有序，要言不烦。

童氏在整理陶氏学术思想的时候，还注意从陶氏论述中提炼要点，大多能阐发陶氏未尽之意，是对其学术思想的有益补充。如卷一中“辨张仲景伤寒方论”，乃童氏对《伤寒六书·伤寒琐言》中“辨张仲景伤寒论”整理而得。童氏对陶氏论中隐含之意着力阐发，如文中陶氏所引古人之论："经曰：冬气严寒，万类潜藏。君子固密，则不伤于寒。触冒之者，乃名伤寒耳。"童氏对其中论述伤寒侵袭人体的过程感到有所保留，于是在"触冒之者，乃名伤寒耳"前，补入"体虚之人"四字，使得伤寒致病之理涣然冰释。该篇陶氏所引前人之论"经云：发热恶寒者，发于阳也；无热恶寒者，发于阴也"时，未能予以阐释其深意，童氏在条前半句后补入"乃传经之伤寒也"，在后半句后补入"乃直中之阴症也"，可谓深得仲景之心。

童氏对陶氏《伤寒六书》的贡献还体现在其对该书所载方剂的研究方面，《伤寒六书纂要辨疑》卷四中收载了陶氏书中三十七首验方，但陶氏原书方剂中只有羌活冲和汤和三黄石膏汤标明药量，其余三十五首有药无量，即使陶氏所创"柴葛解肌汤"也未载药量。童氏结合多年研究心得，对其中三十五首方剂中的药物添加了药量，对载有剂量的羌活冲和汤和三黄石膏汤，也进行了修订，两方中大部分药物剂量都有所缩减，反映了童氏在伤寒方剂应用上以轻擅长的用药特色。

二、校注目的及经过

《伤寒六书纂要辨疑》一书是明末医家童养学对明初名医陶华所著《伤寒六书》进行辑要节略之作。书成之后虽几经校注刊刻，但因多种原因致使本书流传不广，新中国成立以后仅影印出版一次。本次校注是新中国成立后对该书的首次校注。研究工作开始以来，在充分调研该书存世版本的基础上，确定了本次校注的底本、主校本、参校本，并严格遵循校注细则要求进行校注，力求使校注本成为该书的传世范本。

本次校注既对原文进行标点、校勘，又对原文中晦涩难懂的字词进行注音、释义，对有关中医名词术语也作了详尽的注释，注重研究性与实用性相结合，力求真实、全面展示该书作者伤寒学思想的原貌。

总书目

医经

内经博议

内经提要

内经精要

医经津渡

素灵微蕴

难经直解

内经评文灵枢

内经评文素问

内经素问校证

灵素节要浅注

素问灵枢类纂约注

清儒《内经》校记五种

勿听子俗解八十一难经

黄帝内经素问详注直讲全集

基础理论

运气商

运气易览

医学寻源

医学阶梯

医学辨正

病机纂要

脏腑性鉴

校注病机赋

内经运气病释

松菊堂医学溯源

脏腑证治图说人镜经

脏腑图说症治合璧

伤寒金匮

伤寒考

伤寒大白

伤寒分经

伤寒正宗

伤寒寻源

伤寒折衷

伤寒经注

伤寒指归

伤寒指掌

伤寒选录

伤寒绪论

伤寒源流

伤寒撮要

伤寒缵论

医宗承启

桑韩笔语

伤寒正医录

伤寒全生集

伤寒论证辨

伤寒论纲目

伤寒论直解

伤寒论类方
伤寒论特解
伤寒论集注（徐赤）
伤寒论集注（熊寿试）
伤寒微旨论
伤寒溯源集
订正医圣全集
伤寒启蒙集稿
伤寒尚论辨似
伤寒兼证析义
张卿子伤寒论
金匮要略正义
金匮要略直解
高注金匮要略
伤寒论大方图解
伤寒论辨证广注
伤寒活人指掌图
张仲景金匮要略
伤寒六书纂要辨疑
伤寒六经辨证治法
伤寒类书活人总括
张仲景伤寒原文点精
伤寒活人指掌补注辨疑

诊　　法

脉微
玉函经
外诊法
舌鉴辨正
医学辑要
脉义简摩
脉诀汇辨
脉学辑要
脉经直指
脉理正义
脉理存真
脉理宗经
脉镜须知
察病指南
崔真人脉诀
四诊脉鉴大全
删注脉诀规正
图注脉诀辨真
脉诀刊误集解
重订诊家直诀
人元脉影归指图说
脉诀指掌病式图说
脉学注释汇参证治

针灸推拿

针灸节要
针灸全生
针灸逢源
备急灸法
神灸经纶
传悟灵济录
小儿推拿广意
小儿推拿秘诀
太乙神针心法
杨敬斋针灸全书

本　草

药征
药鉴
药镜
本草汇
本草便
法古录
食品集
上医本草
山居本草
长沙药解
本经经释
本经疏证
本草分经
本草正义
本草汇笺
本草汇纂
本草发明
本草发挥
本草约言
本草求原
本草明览
本草详节
本草洞诠
本草真诠
本草通玄
本草集要
本草辑要
本草纂要
药性提要
药征续编
药性纂要
药品化义
药理近考
食物本草
食鉴本草
炮炙全书
分类草药性
本经序疏要
本经续疏
本草经解要
青囊药性赋
分部本草妙用
本草二十四品
本草经疏辑要
本草乘雅半偈
生草药性备要
芷园臆草题药
类经证治本草
神农本草经赞
神农本经会通
神农本经校注
药性分类主治
艺林汇考饮食篇
本草纲目易知录
汤液本草经雅正
新刊药性要略大全
淑景堂改订注释寒热温平药性赋
用药珍珠囊　珍珠囊补遗药性赋

方　书

医便
卫生编
袖珍方
仁术便览
古方汇精
圣济总录
众妙仙方
李氏医鉴
医方丛话
医方约说
医方便览
乾坤生意
悬袖便方
救急易方
程氏释方
集古良方
摄生总论
摄生总要
辨症良方
活人心法（朱权）
卫生家宝方
见心斋药录
寿世简便集
医方大成论
医方考绳愆
鸡峰普济方
饲鹤亭集方
临症经验方
思济堂方书
济世碎金方
揣摩有得集
亟斋急应奇方
乾坤生意秘韫
简易普济良方
内外验方秘传
名方类证医书大全
新编南北经验医方大成

临证综合

医级
医悟
丹台玉案
玉机辨症
古今医诗
本草权度
弄丸心法
医林绳墨
医学碎金
医学粹精
医宗备要
医宗宝镜
医宗撮精
医经小学
医垒元戎
证治要义
松厓医径
扁鹊心书
素仙简要

慎斋遗书

折肱漫录

济众新编

丹溪心法附余

方氏脉症正宗

世医通变要法

医林绳墨大全

医林纂要探源

普济内外全书

医方一盘珠全集

医林口谱六治秘书

识病捷法

温　　病

伤暑论

温证指归

瘟疫发源

医寄伏阴论

温热论笺正

温热病指南集

寒瘟条辨摘要

内　　科

医镜

内科摘录

证因通考

解围元薮

燥气总论

医法征验录

医略十三篇

琅嬛青囊要

医林类证集要

林氏活人录汇编

罗太无口授三法

芷园素社痎疟论疏

女　　科

广生编

仁寿镜

树蕙编

女科指掌

女科撮要

广嗣全诀

广嗣要语

广嗣须知

孕育玄机

妇科玉尺

妇科百辨

妇科良方

妇科备考

妇科宝案

妇科指归

求嗣指源

坤元是保

坤中之要

祈嗣真诠

种子心法

济阴近编

济阴宝筏

秘传女科

秘珍济阴

黄氏女科

女科万金方

彤园妇人科

女科百效全书

叶氏女科证治

妇科秘兰全书

宋氏女科撮要

茅氏女科秘方

节斋公胎产医案

秘传内府经验女科

儿　科

婴儿论

幼科折衷

幼科指归

全幼心鉴

保婴全方

保婴撮要

活幼口议

活幼心书

小儿病源方论

幼科医学指南

痘疹活幼心法

新刻幼科百效全书

补要袖珍小儿方论

儿科推拿摘要辨症指南

外　科

大河外科

外科真诠

枕藏外科

外科明隐集

外科集验方

外证医案汇编

外科百效全书

外科活人定本

外科秘授著要

疮疡经验全书

外科心法真验指掌

片石居疡科治法辑要

伤　科

正骨范

接骨全书

跌打大全

全身骨图考正

伤科方书六种

眼　科

目经大成

目科捷径

眼科启明

眼科要旨

眼科阐微

眼科集成

眼科纂要

银海指南

明目神验方

银海精微补

医理折衷目科
证治准绳眼科
鸿飞集论眼科
眼科开光易简秘本
眼科正宗原机启微

咽喉口齿

咽喉论
咽喉秘集
喉科心法
喉科杓指
喉科枕秘
喉科秘钥
咽喉经验秘传

养　　生

易筋经
山居四要
寿世新编
厚生训纂
修龄要指
香奁润色
养生四要
养生类纂
神仙服饵
尊生要旨
黄庭内景五脏六腑补泻图

医案医话医论

纪恩录
胃气论
北行日记
李翁医记
两都医案
医案梦记
医源经旨
沈氏医案
易氏医按
高氏医案
温氏医案
鲁峰医案
赖氏脉案
瞻山医案
旧德堂医案
医论三十篇
医学穷源集
吴门治验录
沈芊绿医案
诊余举隅录
得心集医案
程原仲医案
心太平轩医案
东皋草堂医案
冰壑老人医案
芷园臆草存案
陆氏三世医验
罗谦甫治验案
临证医案笔记
丁授堂先生医案
张梦庐先生医案

养性轩临证医案

养新堂医论读本

祝茹穹先生医印

谦益斋外科医案

太医局诸科程文格

古今医家经论汇编

莲斋医意立斋案疏

医　史

医学读书志

医学读书附志

综　合

元汇医镜

平法寓言

寿芝医略

杏苑生春

医林正印

医法青篇

医学五则

医学汇函

医学集成

医学辩害

医经允中

医钞类编

证治合参

宝命真诠

活人心法（刘以仁）

家藏蒙筌

心印绀珠经

雪潭居医约

嵩厓尊生书

医书汇参辑成

罗氏会约医镜

罗浩医书二种

景岳全书发挥

新刊医学集成

寿身小补家藏

胡文焕医书三种

铁如意轩医书四种

脉药联珠药性食物考

汉阳叶氏丛刻医集二种